KB271998

하버드
식사 혁명

지은이 **하마야 리쿠타** 濱谷陸太

20대에는 누구보다 아무렇게나 먹는 사람이었다. 풀타임 임상의 시절에는 병원에 살다시피 하며 편의점 도시락으로 아침과 저녁을 때우고, 젤리와 에너지 드링크로 하루를 버텼다. 직접 요리할 시간도, 식단을 관리할 의지력도 바닥난 상황에서 "채소를 더 먹어라" 같은 교과서적인 조언은 아무런 의미가 없었다.

다만 격무 속에서 무너지는 몸과 우울증을 앓는 동료들을 목격하며, 식습관이 인간의 멘탈과 업무 생산성을 결정짓는다는 사실을 뼈저리게 깨달았다. 이때의 경험이 식습관을 바꿀 동기를 제공하여 그를 '가장 효율적인 식사법'의 길로 이끌었다.

하버드대학교에서 역학 박사 학위를 취득했으며, 현재 브리검 여성 병원Brigham and Women's Hospital, BWH과 하버드 의과대학에서 예방의학 연구와 교육을 병행하고 있다. 전문 분야는 식사와 영양제를 활용한 예방적 개입, 특히 개인별 특성을 고려한 맞춤형 예방 전략이다. '주식회사 에브리원 코호트Everyone Cohort'를 창업해 일본의 예방의학을 발전시키기 위한 CEO로 활동하고 있다. 세 아이의 아버지이기도 하다.

YOBO IRYO NO ISHI GA OSHIERU
SAISHOU NO DORYOKU DE SAIDAI NO KOUKA WO ERU SHOKUJIGAKU
by Rikuta Hamaya

Copyright © 2025 Rikuta Hamaya
All rights reserved.
Original Japanese edition published by TOYO KEIZAI INC.

Korean Translation Copyright © 2026 by Bookie Publishing House
This Korean edition published by arrangement with TOYO KEIZAI INC., Tokyo,
through The English Agency (Japan) Ltd., Tokyo and Sienna Jo Agency, Seoul.

이 책의 한국어판 저작권은 시에나조 에이전시를 통한
TOYO KEIZAI INC와의 독점계약으로 ㈜부키에 있습니다.
저작권법에 의하여 한국 내에서 보호를 받는 저작물이므로 무단전재와 무단복제를 금합니다.

하버드 식사 혁명

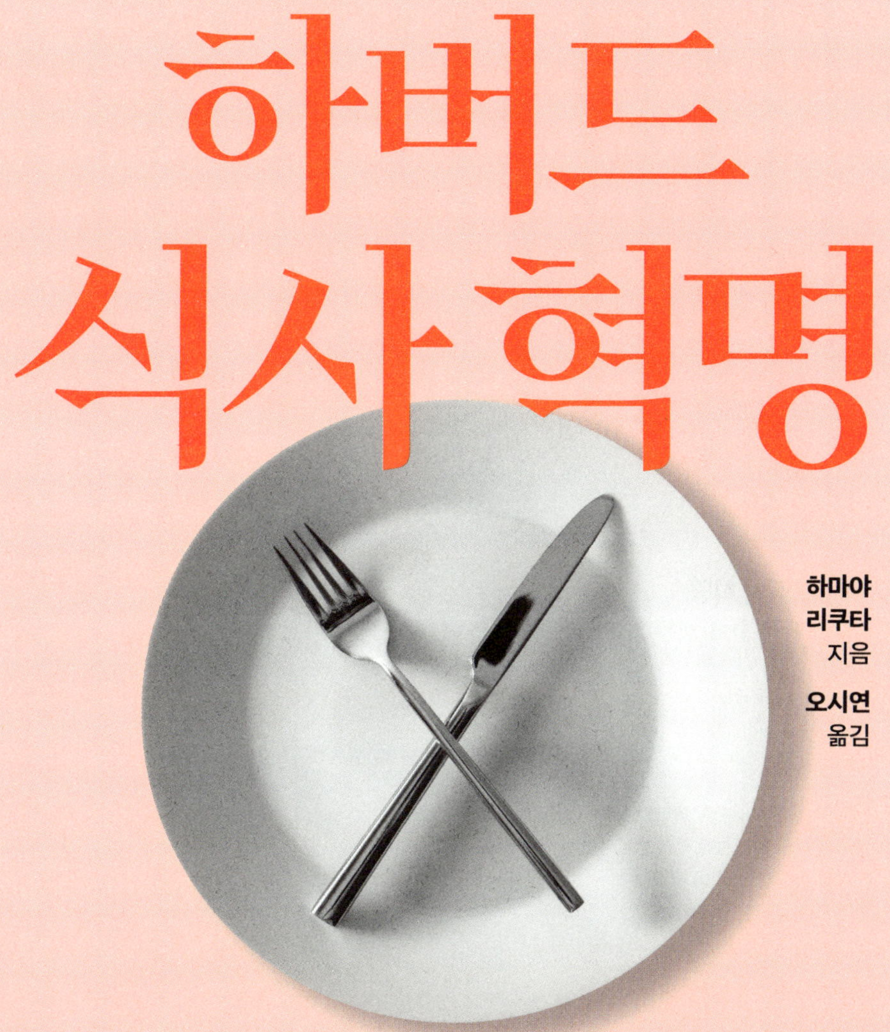

부·키

옮긴이 **오시연**

동국대학교 회계학과를 졸업했으며 일본 외국어전문학교 일한통역과를 수료했다. 번역 에이전시 엔터스코리아에서 출판기획 및 일본어 전문 번역가로 활동하고 있다.
주요 역서로는 《감사하는 뇌가 인생을 바꾼다》 《마케팅한다는 착각》 《2030년, 돈의 세계지도》 《절반만 먹어야 두 배 오래 산다》 《삶의 무기가 되는 자본론》 《케톤 혁명》 등이 있다.

감수자 **김민지**

학교 급식에 랍스터를 올리며 대한민국 급식 문화에 신드롬을 일으킨 영양사. 파주중학교·세경고등학교 영양사로 재직하며 균형 잡힌 식단으로 인정받았고, 그 노력으로 교육부장관 표창장을 수상했다. tvN 〈유 퀴즈 온 더 블럭〉, JTBC 〈한국인의 식판〉 등 주요 방송을 통해 대중에게 이름을 알렸다. 현재는 GS그룹 사원식당 총괄매니저로 활동하고 있다. 《수험생 황금 식단》의 저자이기도 하다.

감수 도움 **김혜민**

영양사로 식품 상품기획과 제품개발 분야에서 활동하고 있다. 식품 기업에서 품질관리와 제품개발 업무를 수행했으며, 현재 메뉴개발과 식품 관련 프로젝트 및 컨설팅을 이어 가고 있다.

하버드 식사 혁명

초판 1쇄 발행 2026년 4월 17일

지은이 하마야 리쿠타
옮긴이 오시연
펴낸이 박윤우

편집 김유진 박영서 박혜민 백은영 성한경 유소영 장미숙
마케팅 박서연 정미진 정시원 조아현 함석영
디자인 박아형 이세연
경영지원 이지영 주진호

발행처 부키㈜
출판신고 2012년 9월 27일
주소 서울시 마포구 양화로 125 경남관광빌딩 7층
전화 02-325-0846 **팩스** 02-325-0841
이메일 webmaster@bookie.co.kr

ISBN 979-11-7578-019-4 03510

※ 잘못된 책은 구입하신 서점에서 바꿔드립니다.

만든 사람들
편집 박영서 | **디자인** STUDIO 보글

"음식으로 고치지 못하는 병은
약으로도 고치지 못한다"

_히포크라테스

일러두기

1. 본문의 첨자 중 검은색 숫자는 미주를, 붉은색 숫자는 참고문헌 번호를 의미하며,
   기호는 감수자의 의견을 나타냅니다.

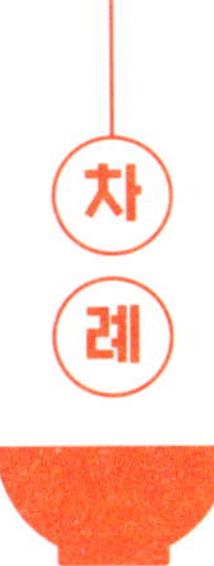

들어가며

1장
왜 식사를 내 편으로 만들지 못하는가

당신이 알고 있는 건강 상식, 과연 진짜일까요?

질문	예	아니오	알 수 없다
레드와인은 당뇨병 환자가 마셔도 안전하다			
커피에는 로스팅 과정에서 발암물질이 생기므로 피해야 한다			
마가린은 트랜스지방산 때문에 무조건 먹지 말아야 한다			
달걀은 콜레스트롤 때문에 하루 1개만 먹어야 한다			
견과류를 먹으면 칼로리가 높아서 살이 찐다			
채소 위주의 식사를 하면 건강해질 수 있다			
'채소 먼저 먹기'를 실천하면 당뇨와 심혈관질환도 예방할 수 있다			
생과일 대신 100% 과일 주스를 먹어도 똑같은 성분을 섭취할 수 있다			
채소 주스가 부족한 채소 섭취량을 완벽히 대신할 수 있다			
특정 연예인이 성공한 다이어트 방법이 나에게도 정답일 수 있다			
건강한 식습관을 위해서는 유기농 식재료를 써야 한다			
영양제를 먹으면 나쁜 식습관이 상쇄된다			
인공감미료가 설탕보다 몸에 해롭다			
당근에는 비타민 A가 들어 있어 많이 먹으면 암에 걸릴 수 있다			

위 질문에 대해 단 하나라도 '예'라고 답했다면, 당신에게는 반드시 이 책이 필요합니다.

최소한의 노력으로
최대의 효과를 내는 식사법

"집밥을 제대로 차려 내는 게 너무 힘들어요."
"요즘 몸에 안 좋은 것만 먹는 것 같아요."
"식사의 질에 신경 쓸 시간이 없어요."

이 책은 그런 사람들을 위해, '가장 효율적인 방법으로 식사에서 최대한의 이점을 얻는 방법'을 정리했다.

식사가 주는 혜택은 헤아릴 수 없이 많다. 식사는 어떤 약이나 영양제보다 수많은 질병을 예방하는 데 효과적이다. 식습관은 우리가 평생 해야 하는 가장 중요한 생활 습관이다. 의학과 과학이 아무리 발전해도 식사의 영향을 완전히 대체할 수 있는 것은 앞으로도 등장하지 않을 것이다.

하지만 그렇기 때문에 식사는 많은 이에게 고민거리다. '건강에 좋은 식사를 하려면 시간과 돈을 들여야 하고 꾸준히 노력해서 유지해야 한다'라고 생각하는 사람이 대부분일 것이다.

먼저 결론부터 말하겠다. 사실 '노력'에만 의존하는 한 본질적인 식습관 개선은 불가능하다. 본질적인 식습관 개선을 위해서는 다음 단계를 거쳐야 한다.

1단계 '특정 식재료나 영양소가 건강에 좋다/나쁘다'라는 생각을 버린다.

2단계 현재 자신의 식습관을 파악하고 목표로 할 식습관을 정한다.

3단계 가장 효율적이고 구체적인 식습관 개선 전략을 세운다.

이 과정을 올바른 순서로 실천하면 많은 돈과 시간을 들이지 않고도 식사에서 최대한의 이점을 얻을 수 있다. 의지력이나 개인의 능력은 거의 필요하지 않다. 이 책에서는 이 단계를 차근차근, 누구나 이해할 수 있도록 설명한다.

나는 임상의로서 심근경색, 뇌경색, 암, 당뇨병 환자들을 수없이 진료해 왔다. 시간이 흐르며 치료법은 눈에 띄게 발전했고, 그만큼 치료 성과도 높아졌다. 하지만 아무리 의학이 발전해도 생활 습관병이 완전히 '치유'되는 순간은 좀처럼 오지 않는다. 선택할 수 있는 치료가 많아졌다고 해도, 심근경색으로 인한 돌연사처럼 병원에 오기도 전에 벌어지는 상황 앞에서는 속수무책이다. 큰 병을 한 번 앓고 나면, 그 병을 관리하는 일이 삶의 중심이 된다. 치료에는 막대한 비용과 시간, 그리고 상당한 정신적 에너지가 소모된다.

이런 임상 경험을 거치며 의료의 방향은 '치료'에서 '예방'으로 크게 전환되어야 한다는 사실을 분명히 깨달았다. 그 확신을 안고 최첨

단 연구가 이루어지는 하버드 대학원으로 유학을 떠났고, 5년 동안 대학원생으로서 식사를 포함한 생활 습관이 질병 예방에 미치는 영향을 집중적으로 연구했다. 현재는 브리검 여성 병원과 하버드 의과 대학에서 강사로서 예방의학 연구에 매진하고 있다.

식사는 생각보다 훨씬 큰 잠재력을 지니고 있다. 식사만으로도 인생이 바뀔 수 있다는 사실은 수많은 연구를 통해 밝혀졌다. 예방의학의 발전에 인생을 바치고 있는 나는 이 점에 깊이 매료되었고, '가장 효율적인 식사법'을 널리 알리고 싶다는 사명감을 느끼게 되었다.

전통적인 일본식 식사는 건강에 좋다고 알려져 있지만, 사실 일본은 올바른 식사법이 정착하기 어려운 환경에 놓여 있다. 게다가 임상 현장에서는 환자에게 식사를 자세히 지도할 시간이 없다. 책이나 TV에서 다루는 식사 정보는 피상적이거나 과학적 근거가 부족한 경우도 많다. 무엇을 믿어야 할지 알기 어렵고, 식사의 과학이나 식사가 인생에 미치는 영향 자체를 믿지 않는 사람도 적지 않다. 이런 현실에서는 '식사를 통한 예방'이 자리 잡기 어렵다.

여기서 왜 건강한 식사를 하기가 '어려운지' 생각해 보자. 사람들 대부분은 '어떤 식사가 건강에 좋은지'에 대한 대략적인 이미지는 이미 갖고 있다. 그럼에도 실천하지 못하는 이유는 그 이미지와 정반대에 있는 식사의 '맛' '편리함' '(표면적인) 저렴함'을 쉽게 포기할 수 없기 때문이다. 이는 의지 부족의 문제처럼 보이지만, 사실은 그렇게 하지 못하게 만드는 '환경'이 더 근본적인 원인이다.

식사의 이점을 극대화하는 데는 '올바른 지식과 시스템화'가 9할을 차지한다. 여기서 말하는 '시스템화'는 곧 환경을 바꾸는 일이다. 이 과정을 건너뛴 채 "○○가 건강에 좋으니 먹자"거나 "△△ 전문가가 말했으니 □□는 피하자"는 식으로 접근해 봐야, 이상적인 식습관으로 개선하기는 거의 불가능하다.

방금 자연스럽게 '식습관'이라는 말을 썼다. 바꿔야 할 것은 '식사 한 끼'가 아니라 '식습관'이다. 많은 책이 특정 식재료나 영양소, 상품에 초점을 맞추지만, 그런 접근은 본질과 거리가 멀다. 이 책 전반부에서는 이 점을 분명히 이해할 수 있도록 쉽게 설명한다.

후반부에서는 구체적인 실천 방법을 소개한다. 핵심은 '귀찮아 하는' 자신의 모습을 그대로 받아들이는 데 있다. 이것이 수많은 식사·건강 관련 책들과 근본적으로 다른 부분이다. 한 번 이해하고 실천하는 흐름을 몸에 익히면, 식사 문제로 더 이상 고민할 필요가 없어진다.

식사를 대하는 기준을 한 번쯤 제대로 세워 두는 일은 충분한 가치가 있다. 식사에 대한 과학은 나날이 발전하고 있으며 그 흐름을 이해해 삶에 적용할 수 있기 때문이다.

시중의 많은 식사 관련 책은 실천을 위해 강한 각오와 많은 수고를 요구한다. 식사에 쏟아부을 강한 열정이 있다면 지속할 수 있겠지만, 그런 사람은 많지 않다. 애초에 식사에 대해 고민하는 데 쓸 수 있는 에너지 자체가 보통은 한정되어 있다.

나 역시 맛있는 음식을 좋아하지만 미식가는 아니다. 오히려 '어떻게 하면 덜 힘들이고 식사에서 이점을 얻을 수 있을까'를 오랫동안 고민해 왔다. 식사는 평생 해야 하는 습관으로 우리의 인생을 크게 좌우한다. 그래서 나는 줄곧 '식사에서 큰 혜택을 얻는 시스템 만들기'에 힘써 왔다. 하버드에서 배운 과학적 지식은 이런 생각을 전면적으로 뒷받침해 주었다.

　이 책을 통해 독자들은 자신의 식습관을 이상적인 형태로 가꾸어 나갈 수 있기를 바란다. 그리하여 예방의학의 발전에 작은 보탬이 되고, 막을 수 있는 질병으로 고통받는 사람이 단 한 명이라도 줄어든다면, 그것보다 더 큰 보람은 없을 것이다.

하마야 리쿠타

왜 식사를
내 편으로
만들지 못하는가

건강한 식사를 하고는 싶지만, 구체적으로 어떻게 실천해야 할지 몰라 어려움을 겪는 사람이 많다. 혹은 방법을 알고 있어도 꾸준히 이어 가지 못해 번번이 실패를 경험하기도 한다. 주변을 둘러보면 이런 고민을 하는 사람들의 이야기를 자주 듣게 된다.

"건강 정보가 너무 많아서 무엇을 믿어야 할지 모르겠어요."
"과학적으로 검증된 정보인지 확신이 서지 않아요."
"하루 세 끼를 균형 있게 먹으려고 하면 손이 많이 가고 시간이 너무 오래 걸려 힘들어요."
"건강하게 먹고 싶지만, 어느새 탄수화물 위주의 간편식이나 단 음식에 손이 가요."

그들에게 가장 먼저 필요한 것은 '식사에 관한 올바른 정보', 다시 말해 과학적 근거에 기반한 정보가 무엇인지 분명히 아는 일이다.[1]

모든 것은 올바른 정보를 아는 데서 시작된다. 정보를 제대로 판별할 수 있게 되면, 그 기준이 의사결정의 확실한 '축'이 된다. 식사는 평생 지속해야 하는 행위다. 탄탄한 축이 있다면 식습관 개선이라는 장대한 프로젝트에서도 길을 잃지 않는다.

하지만 이를 가로막는 큰 문제가 있다. 세상은 올바른 정보가 퍼지기 어려운 구조로 되어 있다는 점이다. 이 현실을 분명히 인식한다면 식습관 개선을 향한 첫 번째 관문을 넘은 것이다.

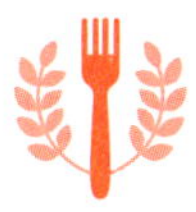

'99%의 사람이 모르는
레드와인의 놀라운 건강 효과'?

뜬금없는 질문일지 모르지만, 당신은 술을 마시는가? 술에 관한 연구는 다양하게 진행되고 있는데, 최신 연구에서 '특히 레드와인에 놀라운 건강 효과가 있다'라는 사실이 밝혀졌다.

레드와인은 포도 껍질에 들어있는 '플라보노이드 Flavonoid'라는 영양소를 풍부하게 함유하고 있다. 플라보노이드는 강력한 항염 작용을 하며, 놀랍게도 혈관 기능 개선에도 기여한다는 사실이 입증되었다. 혈관 기능은 쉽게 말해 혈관의 탄력성이나 혈액 응고 기능을 가리킨다. 이 기능이 저하되면 혈관 속에 혈전이 생겨 심근경색이 생길 수도 있다. '술은 백약의 으뜸'이라는 말처럼 레드와인이 심장 건강에 매우 좋은 영향을 준다는 점이 증명된 것이다.

게다가 레드와인은 혈당치를 급격히 올리지도 않는다. 칼로리는 한 잔당 맥도날드 빅맥 한 개 정도다. 따라서 당뇨병이라는 관점에서 봐도 레드와인은 건강에 좋다. 이는 다른 어떤 음료로도 얻을 수 없는 효과이며, 레드와인이 알코올뿐만 아니라 다양한 영양소를 포함하고 있기 때문이다. 즉 레드와인은 당뇨병 환자도 안심하고 마실 수 있는 술이다.

이런 기사를 한 번쯤은 보지 않았는가? 참고로 위 내용은 전부 엉터리다. 미안하다. 하지만 이 기사가 엉터리라는 걸 당신은 알아차릴 수 있었는가?

- 애초에 레드와인에는 수백 가지 영양소가 있어, 플라보노이드 하나만으로 레드와인의 건강 효과를 설명할 수 없다.
- 플라보노이드의 기능을 입증하려면 플라보노이드 영양제를 사용한 연구 등이 필요하다. 그렇다 해도 그 연구 결과를 레드와인에 그대로 적용할 수는 없다.
- 설령 혈당치를 급격히 올리지 않는다 해도, 당뇨병 환자가 안심하고 마셔도 된다고 단정할 수는 없다. 레드와인을 마시면 알코올의 영향으로 식욕 조절이 어려워지고, 그 결과 오히려 혈당이 상승할 수도 있다.
- 기전에 대한 설명만 있을 뿐, '실제로 인간에게 어떤 결과가 나타나는가'에 대한 과학적 근거가 제시되지 않았다.

요컨대 레드와인의 건강 효과를 말하려면 특정 영양소의 작용이 아니라 레드와인이 인간에게 어떤 영향을 미치는지 직접 검증한 연구가 필요하다는 뜻이다.

하지만 현실적으로 이런 연구를 수행하는 일은 매우 어렵다. 그렇다면 영양소, 이 경우 플라보노이드 같은 성분의 역할은 아예 무시해도 될까? 그렇지도 않다. 바로 이 지점이 영양학을 유독 복잡한 학문으로 만들고 오해를 유발한다.

'식사와 건강의 관계'는 가장 친숙한 주제이면서도 사실은 복잡한 학문이다. 그만큼 세상에는 온갖 잡다한 정보가 넘쳐난다. 이상적인 식습관을 갖추려면, 쏟아지는 정보에 현혹되지 않는 나만의 '축'이 필요하다. 그 축이란 '과학적 근거가 보여 주는 것'과 '그에 대한 적절한 이해'다. 이 장에서는 이에 대해 알기 쉽게 설명하겠다.

장수하시는 나의 할아버지 이야기

나의 할아버지는 아흔넷이다. 하지만 치매나 난청도 없고 매일 버스를 갈아타며 장을 보러 다닐 만큼 건강하다. 단것을 즐겨 먹어 당뇨 조절은 잘되지 않지만, 그로 인해 눈에 띄는 어려움은 없어 보인다. "장수 비결이 뭐예요?"라고 여쭤보면 "매일 단것을 먹는 것"이라고 말하기도 한다. 이건 절대 농담이 아니며 나름 진지한 대답이다.

이 이야기를 듣고 '단것을 먹으면 건강해지는구나!'라고 생각하는 사람은 거의 없겠지만, '단것을 먹어도 괜찮구나!' 정도는 생각하지 않을까? 비슷한 맥락으로, 주변에 '줄담배를 피우면서도 오래 산 사람'이 있으면, 그렇게 건강에 해롭다고 알려진 담배도 별로 위험하게 느껴지지 않기 마련이다.

이런 경험이 있는 사람들은 아무리 '과학적으로 설탕이나 담배는 건강에 해롭다는 사실이 밝혀졌다'라는 이야기에도 좀처럼 생각이 바뀌지 않는다. 실제로 그렇지 않은 사례를 직접 봤기 때문에 피부로 와닿지 않는 것이다.

사실 '과학으로 알 수 있는 것'은 상당 부분 오해받고 있다.

과학적 근거가 보여 주는 것은 '당신 개인'의 이야기가 아니다. 어디까지나 '평균'의 이야기다. 평균적으로 설탕이나 담배는 건강에 해롭다는 것이 과학적으로 입증되었다는 뜻이다.[2]

따라서 어떤 사람은 매일 과자를 실컷 먹어도 당뇨병에 걸리지 않을 수도 있고, 평생 담배를 피워도 폐암에 걸리지 않고 100세까지 건강하게 살 수도 있다.

반면 안타깝게도 단것을 너무 많이 먹어 당뇨병에 걸리고 여러 합병증으로 삶의 질이 크게 떨어진 사람도 많고, 담배 때문에 폐암이나 폐기종을 앓게 된 사람도 적지 않다. 병원에서 일하다 보면 이런 사람들을 매일같이 본다. 이들 중 상당수가 과자나 담배를 줄였더라면 그런 큰 병을 앓지 않았을 것이다.[3]

'과학으로 개인에게 나타나는 효과를 알 수 있다'라는 오해는 우리 주변에 널리 펴져 있다. 그리고 바로 이 오해가 '과학에 대한 불신'을 조장한다. 과학이 제시하는 근거Evidence가 현실과 맞지 않는 사례를 많이 보기 때문이다. 사실 과학적으로 개인 차원의 효과를 알아내는

22

것은 불가능하며, 집단 수준의 효과조차 확실히 말할 수 있는 경우는 제한적이다.

이 책에서는 과학이 제시하는 근거를 바탕으로, 이른바 '극도의 귀차니스트'도 실천할 수 있는 '식사의 건강 효과를 극대화하는 방법'을 소개한다. 인생과 건강은 본질적으로 불확실한 요소로 가득하다. 그렇기 때문에 과학적 지식, 즉 가장 객관적인 근거를 활용하면, 그것이 평균적인 효과에 불과할지라도 행복한 삶을 살 확률을 상당히 높일 수 있다.

세상에는 과학적인 근거가 없는 식사 관련 통설이 넘쳐난다. 여기서 핵심은 이런 정보를 '어떻게 무시할 수 있게 되느냐'다. 과학적 지식을 판단의 기준으로 삼으면, 식사를 비롯한 여러 선택지에서 가장 효율적으로 이점을 취할 수 있다.

'과학'이라는 단어에 부담을 느끼는 사람이 꽤 있는데 걱정할 필요 없다. 문과냐 이과냐도 상관없다. 우선은 '과학적 근거가 없는 식사 이론'이 왜 생겨나는지를 이해하는 것부터 시작해 보자.

왜 식사 관련 책들은 정반대의 주장을 하는가

"마가린은 건강에 해롭다."
"마가린은 건강에 해롭지 않다."

이처럼 정반대의 주장을 가장 쉽게 발견할 수 있는 곳이 바로 식사와 건강에 관한 책이나 인터넷 기사다. 시험 삼아 "○○은 건강에 해롭다" "○○은 건강에 좋다"처럼 ○○만 바꿔서 검색해 보라. 거의 틀림없이 양쪽 주장이 튀어나올 것이다. 또한 높은 확률로 그 내용을 담은 책이나 기사가 존재한다. 어느 쪽이든 그럴싸한 근거를 제시하고 있을 것이다.

무엇을 쓸지는 '표현의 자유'라지만, 올바른 것, 다시 말해 과학적 검증을 거쳐 확인된 사실을 알고 싶은 독자에게는 참으로 곤란한 일이다. 여기서 한 걸음 더 나아가 '왜 이렇게 전혀 다른 주장을 하는 기사와 책들이 버젓이 존재하는지' 생각해 보자. 이는 곧 '정보의 편향을 이해하는 일'이며, 정보를 제대로 가려내기 위해 꼭 필요한 사고방식이다.[4] 크게 세 가지 이유를 들 수 있다.

첫째, 참신한 내용이나 단정적인 주장일수록 잘 팔리기 때문이다. 들어본 적 없는 논점이 그럴듯한 근거와 함께 제시되면 세상의 주목을 받는다. 누가 봐도 극단적인 내용은 애초에 믿지 않겠지만, 진짜 문제는 그럴듯하게 포장된 극단론이다. 이런 주장들이 가장 널리 읽히지만, 실상은 엉터리인 경우가 많다. 예를 들어 예방의학을 전공한 내가 이런 기사를 쓴다면 어떨까.

- 99%의 사람이 모르는 술의 놀라운 건강 효과 (앞부분에 나온 기사다)
- 홍차에 숨겨진 함정 : 무서운 발암 작용 철저히 해부한다
- 감자칩은 ○○맛을 매일 △장씩 먹는 게 좋다

이런 내용은 아마도 거짓일 가능성이 크지만, 사실 여부를 떠나 많은 사람이 읽을 것이다. 미디어의 특성상 새롭고 자극적인 제목이 더 잘 읽히기 때문에, 상식적인 정론보다 들어본 적 없는 극단적인 주장이 더 쉽게 등장한다. 그래서 "○○만 먹어라" "××는 위험하다" 같은 표현을 보았을 때는 그대로 받아들이지 말고 일단 한번 의심해 보는 태도가 필요하다.

둘째, 식재료를 영양소 단위로 이야기하면 어떤 엉터리 주장도 얼마든지 꾸며낼 수 있기 때문이다. 하나의 식재료에는 보통 수십, 수백 가지 이상의 영양소가 들어 있다. 그중에서 적당한 영양소 하나를 골라내면, 건강에 좋다는 쪽으로도, 해롭다는 쪽으로도 얼마든지 설명할 수 있다. 뒤에서 다시 다루겠지만, 바로 이런 점을 명확히 하는 것이 진짜 영양과학이다.

예를 들어 커피에는 '아크릴아마이드 Acrylamide'라는 발암 물질이 들어 있다. 이 사실만 강조하면 커피는 건강에 해로운 음식이 된다. 하지만 이 물질은 커피에 포함된 수백 가지 성분, 정확히 말하면 생물학적 활성을 지닌 복합체 중 하나에 불과하다. 반대로 여러 폴리페놀 Polyphenol처럼 암 예방과 관련된 성분에 주목하면, 커피는 건강에 좋은 음식이 된다. 또 섭취량이라는 관점이 빠져 있는 경우도 많다(2장 참조). 그러니 저자가 어떤 주장을 하고 싶으냐에 따라, 영양소를 자의적으로 선택하면 얼마든지 '그럴싸한 설명'을 만들어 낼 수 있는 것이다.

하지만 이런 접근은 결코 과학적이라고 할 수 없다. 우리가 알고 싶은 것은 특정 영양소의 성질이 아니라 '커피라는 음료가 실제로 인간에게 어떤 영향을 미치는가'라는 점이다. 일반적으로 식사를 영양소만으로 설명하는 글은 그리 신뢰할 수 없다. 식사와 영양소는 같지 않다는 점을 늘 의식해야 한다.[5]

셋째, 영향력 있는 사람이 겪은 특이한 체험일수록 많은 관심을 받기 때문이다. 예를 들어 키토제닉 다이어트Ketogenic Diet(저탄수화물, 고지방 식단)이나 팔레오 다이어트Paleo Diet(가공되지 않은 자연식품 위주의 식단)을 통해 몸 상태가 좋아졌다는 경험담은 내 주변에서도 종종 들린다.[6]

유명인이나 인플루언서가 이런 경험을 하면 '최강의 다이어트는 ○○'라는 책이나 기사로 이어진다. 이 경우 저자 입장에서는 실제로 효과를 봤으니 이를 알리고 싶은 마음이 생기는 것도 무리는 아니다.[7] 하지만 그것이 과학적으로 옳은가, 즉 많은 사람에게 일반화할 수 있는가 하면 꼭 그렇지는 않다.

식사에서 조금 벗어난 이야기지만, 나는 예전부터 블루라이트 차단 안경을 쓰고 있다. 의사로서 낮에는 임상 현장에서 일하고 밤에는 연구를 하던 시절, 밤 12시가 넘으면 눈이 피로해서 컴퓨터 화면을 계속 볼 수 없는 것이 고민이었다. 지금 생각하면 당연한 일이지만, 당시에는 새벽 두세 시까지 일하는 것이 일상이었기 때문에 화면을 계속 볼 수 없다는 것은 연구를 진행할 수 없다는 뜻이었고, 이는 나에게 치명적인 문제였다. 그러던 중 동료의 권유로 블루라이트 차단 안경을 써 보았는데 놀랍게도 눈의 피로감이 상당히 줄어드는 게 아닌가! 그 효과를 체감했기에 주변 사람들에게도 적극적으로 권하게 됐다.

하지만 블루라이트 차단 안경이 눈의 피로를 줄여 준다는 명확한 과학적 근거는 현재로서는 없다고 알려져 있다.[1] 근거가 없는 이상, 일반적으로 블루라이트 차단 안경을 권하는 것은 옳다고 할 수 없다. 하지만 나에게는 분명한 효과가 있었다고 믿었기 때문에, '사람이나 상황에 따라서는 효과적이지 않을까'라고 지금도 생각한다. 더 나아가 '과학도 완전히 믿을 수만은 없는 것 아닐까'라는 마음도 이해할 수 있다.[8] 사실 과학적 근거와 개인이 체감하는 효과는 다른 것인데, 이 점은 뒤에서 다시 설명하겠다.

정반대의 주장들에는 지금까지 살펴본 것과 같은 원리가 숨어 있다. 이를 이해하고 나면, 우리가 일상에서 접하는 정보의 상당수가 얼마나 신뢰하기 어려운지 깨닫게 된다. 동시에 그럴듯해 보이는 정보가 정말 과학적으로 옳은지를 판단하는 일은 전문가가 아니라면 쉽지 않다는 사실도 분명해진다. 식재료와 영양소에 대한 과학적 이야기는 2장에서 보다 구체적으로 다룰 것이다. 그에 앞서 여기서는 우리가 평소 접하는 정보에 다양한 편향이 존재한다는 사실부터 인식해 보자.[9]

전문가 타이틀은 아무것도 보장하지 않는다

세상에는 전문가가 넘쳐난다. '식사와 건강'에 대해 말할 수 있는 전문가만 해도 수만 명은 될 것이다. 특히 '의사' '의학 박사' '교수' 같은 직함은 그 자체로 신뢰를 보장해 줄 것처럼 보인다. 책 제목이나 띠지에 '의사가 권하는 ○○' 같은 문구를 자주 보지 않는가? 저자에게 이런 권위가 있으면 신뢰도가 올라가고 책도 더 잘 팔릴 것처럼 느껴진다.

그런데 이미 눈치챈 사람도 많겠지만, 이런 타이틀은 내용의 타당성을 전혀 보장해 주지 않는다.

예를 들어 일본에는 의사가 30만 명 이상 있으며, 전공 분야도 매우 세분화되어 있다. 그중에서 예방의학을 전문으로 공부하고 연구하는 의사는 극히 일부에 불과하다. 의학 박사도 마찬가지다. 논문 한 편만 쓰면 내용의 질과 상관없이 학위를 딸 수 있는 대학원이 수두룩해서 실제로 어떤 전문성을 담보한다고 보기는 어렵다.[10] '교수'라고 해도 전문 분야는 제각각이다. 임상, 즉 질병 치료에서 뛰어난 역량을 인정받아 교수가 되는 사람도 있고, 세포나 쥐를 이용한 기초 연구에서 탁월한 성과를 내어 교수가 되는 사람도 있다. 여기서 중요한 점은 '식사와 건강' 같은 주제는 임상이나 기초 연구와 직접적인 관련이 없다는 사실이다.

우리가 흔히 말하는 '건강 상식', 다시 말해 일상생활에 도움이 되는 정보의 진위를 가려내는 데에는 이를 전문적으로 다루는 학문이 따로 있다. 그것이 바로 '역학'이며, 내가 전공하고 있는 분야다.[11] 식사나 영양에 관해서는 그중에서도 세부 전공이 나뉘어 '영양역학'이라고 부른다.

역학을 전공한 이른바 '역학자'야말로 이런 건강 상식 영역의 전문가다. 아무리 임상 능력이 뛰어나거나 기초 연구에서 대단한 발견을 했다 해도, 그것과 '건강 상식' 분야에 전문성이 있는지는 별개의 이야기다.

일반적으로 어떤 주장이나 정보의 옳고 그름은 직함이나 명성과는 무관하다. 저자가 유명해서, 의사여서, 교수여서라는 이유로 정보의 진위를 판단하는 것은 위험하다. 이 책은 저자의 배경이 아니라 내용 자체로 평가받도록 의식하며 집필했다.

'건강 상식'은 엄연히 전문성이 요구되는 분야이며, 의사라고 해서 이 영역 전체를 전문으로 하는 것은 아니라는 점이 다소 의외로 느껴질 수도 있다. 굳이 따지자면 '역학자'라는 타이틀이 그나마 가장 신뢰성을 담보할 가능성이 크다고 할 수 있다.

소셜 미디어의 '밈'은 대개 가짜 정보

SNS에서 연구 이야기나 과학적인 이야기로 큰 화제를 모으는, 이른바 '밈'이 되는 것은 매우 어려운 일이다. '건강 상식'으로 SNS에서 인기를 얻으려면 이런 요소가 필요하다고 생각한다.

- 일반인도 쉽게 이해할 수 있을 것
- '오~' 소리가 나올 만큼 새로울 것
- 그럴싸한 논리가 있을 것

문제는 이 조건을 충족시키려다 보면 대부분은 '과학적인 이야기'

에서 멀어진다는 점이다. 실제로 SNS에서 큰 반향을 일으키는 이른
바 '지식인'의 발언을 보면, 과학적 근거가 빈약한 경우가 종종 있다.
이런 주장은 아무리 과학적으로 보이게 포장해도 과학이라고 부를
수 없다.[12]

　한때 '하버드대 연구에 따르면……'이라는 SNS 게시물이 유행하던
시기가 있었다. 하버드대 연구라면 믿을 만하다는 인상을 주기 때문
에, 여기에 사람들이 흥미를 느낄 내용을 이해하기 쉽게 덧붙이면 화
제가 되기 쉽다.

　하지만 이런 글들은 거의 예외 없이 신뢰성이 떨어진다. 우선 글을
쓰는 사람이 '하버드대 연구'를 제대로 이해하고 있을 가능성이 극히
낮다. 논문을 정확히 해석하려면 역학에 대한 훈련이 필요하지만, 그
런 전문적인 소양을 갖춘 사람은 거의 없기 때문이다.

　설령 논문을 제대로 읽었다 해도, 서양인을 대상으로 한 하버드대
연구 결과가 동양인에게 그대로 적용될지는 주제에 따라 차이가 발
생할 수 있다. 더 심각한 경우에는, 애초에 그런 연구 자체가 존재하
지 않는 경우도 있다.[13] 정보를 퍼뜨리는 사람에게는 이런 사실이 중
요하지 않은 셈이다.

　여기서 짚고 넘어가야 할 중요한 포인트가 있다. '건강 상식' 분야
에서(다른 분야도 마찬가지겠지만) 논문 한 편으로 어떤 보편적인 결론
을 내릴 수 있는 경우는 거의 없다는 점이다. 예방의학은 물리나 수학
과 달라서 하나의 보편적인 진리를 추구하는 학문이 아니다. 한 가지
사실을 해석하기 위해 다양한 가정을 세우는데, 대부분의 '그 가정이
성립하는지'를 검증할 방법이 없다. 대상 집단이 달라지면 결론이 완

전히 달라지기도 한다.

게다가 제시된 내용이 '사실'인지조차 확인할 방법이 마땅치 않다. 식사와 관련된 새로운 논문을 해석하려면, 그 이전의 논문들에 대한 지식도 필요하므로 상당히 전문적인 작업이 요구된다.

이러한 이유로 구조적으로 '화제가 되기 쉬운 이야기는 신뢰성을 담보하지 못하는 경우가 많다'라는 점이 분명해진다. SNS는 정보에 쉽게 접근할 수 있다는 장점을 가지고 있지만, 동시에 올바른 정보가 퍼지기 어려운 구조를 지니고 있다.[14] 특히나 건강 정보는 옥석이 뒤섞여 있는 만큼, 스스로 확고한 기준을 세우고 눈앞의 정보에 현혹되지 않도록 해야 한다.

의지가 아니라 환경의 문제

건강에 좋은 식사법에 대해서는 많은 사람이 어느 정도 알고 있다. 그럼에도 실제로 식습관을 바꾸기는 쉽지 않다. 지식을 쌓는 것보다 행동으로 옮기는 일을 가장 큰 장벽으로 느끼는 사람이 많고, 흔히 그 이유를 '의지가 약해서'라고 말한다. 하지만 그것은 본질이 아니다. '이상적인 행동을 가로막고 있는 이유'를 알지 못한 채, 그저 열심히 노력해서 습관을 바꾸는 것은 사실상 불가능하다. 중요한 것은 의지력이 아니라, 자신이 어떤 '환경'에 놓여 있으며 그 환경에 어떻게 지배되고 있는지를 인식하는 것이다.

사람들은 매일 섭취하는 음식의 칼로리를 세세하게 신경 쓰기도 한다. 그러나 사실 그 자체로는 큰 의미가 없다. 성인이 특별한 목적 없이 일상적인 생활을 할 경우, 섭취 칼로리는 대체로 일정하게 유지된다. 여러 날을 평균 내면 변동 폭은 수십 킬로칼로리 수준에 그친다. 하루 단위로는 오르내림이 있지만, 2주 정도의 평균을 보면 개인의 섭취 칼로리는 어느 정도 추정이 가능하다.[2~3] 영양과 건강을 다루는 과학적 연구는 이러한 특성을 전제로 이루어진다.

물론 평균 섭취 칼로리가 변하는 상황이 전혀 없진 않다. 단 음료나 과자 같은 유혹에 넘어가면, 안정적으로 유지되던 섭취 칼로리를 넘어서 더 먹고 더 마시고 싶어진다.

앞서 말했듯이 일시적으로 섭취 칼로리가 늘어나도 이후에 먹는 양이 줄어들어 큰 변화는 없다. 하지만 매일 이런 자극에 노출되어 칼로리 초과가 '습관'이 되면, 그것이 새로운 '정상 상태'로 굳어질 수 있다. 그 결과 평균 섭취 칼로리가 증가하고 체중도 늘어난다.[15]*

이런 현상은 자본주의와 자유 시장의 특징이다. 기업은 소비자가 좋아할 만한 상품을 제공함으로써 이윤을 창출하고 자본을 확대하는 것을 '목적으로 하는' 경제 주체이기 때문이다. 사람이 과자를 본능적으로 '맛있다'고 느끼는 이상, 그 소비량을 늘리려는 시도는 기업으로서 매우 합리적인 선택이다.

---

* '평소 섭취 칼로리 수준'이 비교적 일정하게 유지된다는 설명을 하고 있으나, 실제 식사기록 연구에서는 개인 내부 변동Intra-Individual Variation이 상당히 크게 나타난다는 점도 보고되어 있다. 즉 하루 단위로 보면 섭취 열량의 변동 폭은 꽤 클 수 있으며, 개인의 평균 섭취 열량을 정확히 추정하려면 여러 날 이상의 기록을 평균해 분석할 필요가 있다. 실제 영양역학 연구에서도 일별·주별 섭취량 변동이 상당하다는 결과가 보고된 바 있다.

실제로 비만은 자본주의 대국인 미국에서 특히 심각한 문제로, '비만 에피데믹Obesity Epidemic(전염병 수준으로 비만이 늘어 사회 문제가 되는 현상)'이라고 불릴 정도다.[4] 소비자가 똑똑해져서 광고를 회피하면 기업은 전략을 바꾸어 가며 계속해서 생존을 모색한다. 이것은 구조적으로 어쩔 수 없는 일이다.

그렇다고 내가 자유 시장을 비판하거나 영리 기업을 규탄하려는 것은 아니다. 단지 건강한 식습관을 갖기 위해서는 '왜 당신이 그 상품을 떠밀려 사게 되었는지'를 이해할 필요가 있다는 뜻이다.

그 배경에는 기업이 펼치는 다양한 '마케팅 전략'이 있다. 소비자인 우리가 이런 메커니즘을 대략적으로라도 이해한다면, 적어도 자신의 선택을 어느 정도는 통제할 수 있게 된다. 자신의 의사결정이 어떤 메커니즘에 의해 영향을 받는지를 알아야 비로소 판단의 기준이 생기고, 건강과 행복에 가까워질 수 있다.

이런 이해를 돕기 위해 소개하고 싶은 사례가 있다. 바로 '생수 페트병'이다. 물은 건강에 해롭지 않으며, 오히려 건강한 음료로 권장된다. 하지만 생수 페트병은 '마케팅의 성공 사례'로 유명하다.

생수 페트병, 절반은 떠밀려서 사고 있다?

여러분은 한 달에 생수 페트병을 얼마나 구매하는가? 사고 있다면 어떤 이유로 사는가? 정말로 더 싸고 더 맛있기 때문일까?

눈을 가리고 생수 페트병과 수돗물을 비교하면 맛의 차이를 거의 느끼지 못한다는 조사 결과가 있다. 일본에서는 '도쿄 수돗물 맛 비교 캠페인'이 잘 알려져 있는데, 과거에는 소독약 냄새가 나서 별로 맛이 없었지만, 수도국의 노력으로 현재는 맛과 성분이 크게 개선되었다.[16] 그런데 비용은 생수 페트병이 1000배나 비싸다. 게다가 내용물을 비운 뒤 버려지는 페트병은 환경에도 부담을 준다.

하지만 이런 '값비싼 물'을 사게 만드는 것이 바로 기업의 마케팅이다. 산과 강의 이미지를 활용한 포장은 '건강하고 깨끗한 물'이라는 인상을 심어 주고, 공들여 디자인된 페트병은 안에 담긴 물이 반짝반짝 빛나 보이게 만든다. 여기에 광고가 더해지면서 '생수 페트병 = 깨끗함'이라는 인식을 굳힌다. 또한 '미네랄 워터'라는 명칭을 만들어 물에 과학적이고 안전한 이미지를 덧씌운다. 일본처럼 자판기가 어디에나 있는 환경에서는 이런 물을 쉽게 살 수 있다. 더 나아가 비교 대상이 '수돗물'이 아니라 '다른 페트병 음료'로 바뀌는 순간, 생수 페트병은 '주스보다 싸면서도 건강한 제품'으로 보이기 시작한다.[17]

생수 페트병의 존재 의의를 부정하려는 것은 아니다. 재해 상황처럼 반드시 필요한 상황은 분명히 있다. 물이 건강에 나쁘다고 말하는 것도 아니다. 공중위생 관점에서 봐도 단 음료를 파는 것보다 물을 파는 게 나으며, 그런 의미에서 이런 마케팅은 '좋은 기업적 노력'이라 할 수 있다.

여기서 강조하고 싶은 점은 '마케팅 효과의 막강함'이다. 수십 년간 이어진 마케팅 효과로 인해 생수 페트병은 일본인의 생활에 깊이 뿌리내리는 데 성공했다. 결과적으로 목이 마르면 생수를 사는 것이 '보통'이 된 것이다.

이 '보통'인 상태가 바로 '습관'이며, 우리 건강을 크게 좌우하는 요소다. 이게 물 대신 주스였다면 건강에 큰 영향을 미치는 문제가 되겠지만, 가끔 마시는 주스는 딱히 건강에 나쁘다고 할 수 없다. 주스를 사서 마시는 데 거부감이 없어지고, 그것이 '보통'인 상태가 되었을 때 비로소 건강에 대한 악영향이 우려되기 시작하는 것이다. 이런 상태에 이르기까지 기업이 펼치는 마케팅 전략의 효과는 무시할 수 없다.

왜 마케팅 전략을 그렇게까지 무시할 수 없느냐 하면, 그 전략이 강력할수록 해당 상품을 구매하게 만드는 '환경'을 조성하기 때문이다. 자유 경쟁 사회이기에 소비자의 우선순위 안에 자신의 건강이 들어오지 않는 한, 맛있지만 건강에 좋지 않은 음식이 손에 들어오기 쉬운 사회와 환경이 만들어진다.[18]

실제로 무엇을 먹을지는 그날이나 전날의 기분, 주변 상황, 몸 상태, 날씨, 경제적 상황 등 여러 요인에 따라 정해진다. 그 가운데에는 '타인이 통제하려고 의도적으로 만들어 낸 환경'이라는 요소도 있다.

기업이 이런 전략을 펼치는 것을 비난하고 싶진 않다. 자유 경쟁 사회에서는 당연한 노력이다. 여기서 말하고 싶은 것은 개인의 식습관을 바꾸기 위해서는 그 의사결정이 어떻게 이루어지는지를 이해하는 것이 출발점이라는 것이다.

지하철을 자주 타는 사람이라면 지하철 광고의 영향을 지나치게 받고 있지는 않은가. TV나 인터넷에서 요즘 자주 보는 광고는 어떤가. 애초에 자신은 무엇을 무의식적으로 자주 사고 있는지, 혹은 사게 되고 있는지 돌아볼 필요가 있다. 뒤에서 더 구체적으로 살펴보겠지만, 자신의 식습관이 어떤 환경과 요인의 영향을 받고 있는지 다시 점검해 보는 것이 중요하다.

의지력은 상관없다

"살찐 사람은 자기 관리를 못 한다."
"당뇨병 환자는 자신에게 너무 관대하다."

이런 이야기를 대놓고 하진 않아도 여전히 많은 (비만이나 당뇨가 없는) 사람이 그렇게 생각할 것이다. 분명히 말해 두지만, 의지력은 아무 상관이 없다.[19]

예를 들어 '칼로리 과다 섭취로 비만이 되는' 현상에는 기업의 마케팅이 하나의 요인으로 작용한다고 설명했다. 애초에 마케팅이란 '자기 회사의 제품을 가장 많이 사도록 하는 환경과 사회를 구축하는' 전략이다.

결과적으로 자유 시장에서는 기업들의 치열한 경쟁 끝에 '(수요가 있는) 맛있지만 몸에는 해로운 것'이 자연스럽게 소비되는 사회가 형성되었다고도 할 수 있다.[20] 이런 제품을 사게 되는 것이 구매자의 의지력이 약해서일까? 근본적인 원인은 '그것을 사게 만드는 사회'에 있다.

식사 외에 운동 습관, 체성분, 직업, 주변 환경, 운동 경험 유무 등도 현재의 체중을 결정하는 중요한 요소다. 이런 것들은 단기간에 형성되지 않는다. 가족, 회사, 지역 같은 여러 수준의 환경, 어린 시절의 경험, 더 나아가 가계의 역사 같은 요소들이 복잡하게 얽혀 지금의 습관과 체형을 만든다.

우리가 현재 즐겨 먹는 음식도 어린 시절에 무엇을 먹고 자랐는지가 강하게 반영된다.[*] '의지력'이라는 단 한 가지 측면만 봐도, 그 의지력을 형성하는 다양한 원인이 존재한다. 이런 요소들을 포괄적으로 이해하는 과정은 매우 복잡하며, '사회행동과학'이라는 분야에서 명확한 연구 대상이 되고 있다. (유전과 관계없는) 비만이나 당뇨병을 단순히 '의지력이 약해서'라고 치부하는 것은 지나치게 단순한 생각이다.

여러 건강 관련 서적들이 의지력에 초점을 맞춰 어떻게 하면 건강법을 지속할 수 있을지 서술하곤 한다. 읽는 재미는 있겠지만, 본질적인 문제는 훨씬 복잡하다. 실제로 어떤 식사 개입이 효과를 낼 수 있는지(즉 더 건강한 식습관에 가까워질 수 있는지)를 두고 다양한 연구가 이론적으로 검토를 이어 오고 있다. 분명한 건 의지력에만 의존해서는 식습관 개선에 성공할 수 없다는 것이다.

애초에 식사는 '억지로 노력하는 것'이 아니라 '즐기는 것'이다. 식

---

[*] 어린 시절의 식사 경험이 이후의 음식 선호에 영향을 줄 수 있다는 점은 영양학 및 식행동 연구에서 비교적 잘 알려진 사실이다. 다만 개인의 식습관은 가정환경, 문화적 배경, 사회적 환경, 성인기 이후의 식생활 변화 등 다양한 요인의 영향을 받기 때문에 어린 시절 경험이 식습관을 결정한다고 단정하기는 어렵다. 연구에서는 보통 어린 시절의 식사 경험이 성인기의 식품 선호와 식습관 형성에 장기적으로 영향을 미칠 수 있다는 정도의 연관성이 보고된다.

사를 계속 노력하며 살아가기에는 인생은 너무나 길다. 근본적으로 생활 습관을 바꾸는 것은 의지력이 아니라 환경을 바꾸는 데 있다.

바쁜 일상이 판단력을 흐린다

현대인에게 더 절실한 문제는 일상이 너무 바쁘다는 것이다. 일이나 학업뿐 아니라 인간관계, 출퇴근과 통학, SNS와 게임 등이 맞물려 식사를 준비하거나 '무엇을 먹을지' 선택하는 일에 공을 들이기가 힘들다.

피곤하거나 잠이 부족할 때는 판단력과 자제력이 떨어진다. 그런 상황에서는 건강하지 않은 식단을 선택하기 쉽다는 실제 연구 결과도 존재한다.[5~6] 결국 일상이 바쁠수록 '의지력에 기대는 식습관 개선'은 더 어려워질 수밖에 없다.

너무 바쁘면 스스로 환경을 조정할 여유가 없다. 직장인이라면 출근 준비에 쫓겨 아침 식사를 거르기 쉽고, 짧은 점심시간 탓에 선택할 수 있는 메뉴가 제한되기도 한다. 육아 중인 사람이라면 내 밥을 차릴 시간이 없어서 건강한 식사를 하지 못할 수도 있다.

이런 경우일수록 의지력에 기대지 않고 환경을 바꾸는 데 집중하는 것이 최선의 접근법이다. 전략적으로 선택의 폭을 줄여서 아무 고민 없이 자연스럽게 건강한 식습관을 실천하는 환경을 만드는 것을 목표로 삼는 것이다. 이 책의 후반부에서는 이런 구체적인 사례에 따른 식습관 개선법을 소개하겠다.

개인의 식생활은 그 사람의 경험과 바쁜 정도, 물리적 환경 등에 '상당히' 영향을 받는다. 식습관 개선은 이러한 조건을 구체적으로 인식하는 것에서부터 출발한다. 절대 의지력 탓으로 돌려서는 안 된다. 오히려 여러 가지 유혹에 쉽게 흔들리고 바쁜 일상에 쫓겨 식단을 고민할 시간이 없는 자신을 인식하고 받아들일 때 비로소 본질적인 식습관 개선 방법을 찾을 수 있다.

과학과 연구에 대한 오해

마지막으로 과학적 근거에 대해 짧게 언급하겠다. 정말 많은 사람이 이 부분을 오해하고 있으며, 그 때문에 '과학은 아무짝에도 쓸모가 없다'라는 생각에 이르기도 한다. 실제로 과학적 근거보다 자신의 경험이나 신뢰하는 친구의 의견을 더 중시하는 사람도 적지 않다.

여기서 과학의 위대함을 말하려는 것은 아니다. 반대로 과학으로 알 수 있는 것에는 커다란 한계가 있다는 점(그러면서도 의미가 있다는 점)을 알아주었으면 한다.

우리가 '연구'라고 부르는 것에는 실은 여러 종류가 있다. 의학계 과학자라고 하면 사람들은 세포나 쥐를 이용해 실험하는 연구자를 떠올린다. 그런 종류의 연구를 총칭하여 '기초 연구'라고 한다. 일본은 역사적으로 기초 연구에 강해 많은 유명 연구자와 노벨상 수상자를 배출해 왔다.

기초 연구는 신약 개발이나 질병 기전 규명으로 이어질 가능성을 지닌 분야이며, 그 자체로도 훌륭할뿐 아니라 인류를 풍요롭게 만드는 학문이다. 하지만 '건강 상식'에 관해서는 기초 연구로 말할 수 있는 것이 거의 없다.

앞에서 잠깐 언급했듯이, 이런 건강 상식의 과학적 근거는 '역학'이라는 학문 영역에 속한다. 역학에서는 인간 집단에서 일어나는 다양한 현상을 데이터 과학으로 검증한다. 그리고 건강 상식처럼 인간에게 나타나는 현상은 인간을 대상으로 한 연구로만 밝힐 수 있다! 반면 현실에서는 쥐 실험 결과를 근거로 "○○을 하면 좋다"라고 주장하는 기사나 광고를 흔히 볼 수 있다.

더 나아가 인간을 대상으로 한 연구는 매우 어렵다. 쥐라면 연구 윤리 기준을 지키는 한 어떤 약을 투여하거나 해부하는 것도 가능하지만, 사람에게는 그런 일이 허용되지 않는다. 가능하다면 가장 확실한 방법은, 효과가 있을 것으로 보이는 치료약이나 예방약을 먹을지 말지를 무작위로 정해 그 이후의 결과를 관찰하는 실험, 즉 무작위 대조 시험Randomized Controlled Trial, RCT인데, 이를 제대로 수행하려면 한 가지 검증에도 막대한 비용이 든다.[21~22]

제약회사는 이런 비용을 쏟아부어서라도 신약이 승인된다면 수지타산을 맞출 수 있으므로, 그런 고비용 실험을 할 합리적인 이유가 있다. 하지만 건강한 식단이 무엇인지 밝혀내는 연구로 직접적인 이익을 얻는 기업은 별로 없다. 이런 이유로 식사를 주제로 한 대규모 사회 실험은 거의 이루어지지 않는다.

그 대신 다양한 방법으로 현재 살아 있는 사람들의 데이터를 축적하고 통계적으로 무작위 대조 시험을 한 것과 유사한 상황을 만들어 분석하는 방식이 쓰인다.

여기서 중요한 점은 '영양제를 먹는 사람이 오래 산다고 해서, 그것이 영양제의 효과라고 말할 수는 없다'라는 것이다. 앞서 언급한 '장수한 나의 할아버지 이야기'에서도 비슷한 말을 했는데, 영양제를 챙겨 먹는 사람은 그 밖의 생활 습관에도 신경을 써서 담배를 피우지 않거나 처방된 약을 꼬박꼬박 먹고 있을 가능성이 크다. 오래 사는 이유가 영양제 이외의 생활 습관 덕분일 가능성을 부정할 수 없는 것이다. 즉 '영양제를 먹는 사람이 오래 산다'라는 상관관계는 '영양제를 먹음으로써 오래 살게 된다'라는 인과관계를 의미하지 않는다.

반면 영양제를 먹을지 말지가 무작위로 결정된다면 이 문제를 해결할 수 있다(그래서 무작위 대조 실험이 중요하다). 상관관계와 인과관계를 명확히 구별하고 인과관계를 도출하는 것이야말로 과학의 가장 중요한 목적이라 해도 과언이 아니다. 하지만 이 방법은 상당히 어렵기 때문에 '식사'처럼 친숙한 주제라 해도 높은 전문성이 요구된다.

역학 분야에서는 수많은 연구가 이루어지고, 이를 종합한 것이 이른바 '과학적 근거'다. 세상에는 다양한 과학적 근거가 존재한다. 채소는 암을 예방하는가, 설탕 섭취는 당뇨병의 원인이 되는가, 술은 얼마나 마셔도 괜찮은가, 운동은 어느 정도 하는 것이 좋은가 같은 질문들이다.

이런 과학적 근거는 우리가 활용할 수 있는 가장 객관적인 데이터이며, 행동 변화를 위한 중심축이 되어야 한다. 다만 해석할 때 주의해야 할 점들이 있으니, 지금부터는 그 점을 살펴보겠다.

과학적 근거가 보여 주는 진짜 의미

앞서 쥐 실험과 사람 대상 실험의 차이에 관해 설명했다. 하지만 사람을 대상으로 한 연구에 근거한 과학적 근거에도 한계는 있다. 여기서는 중요한 점 두 가지를 설명하겠다.

첫째, 과학적인 검증으로 알 수 있는 기본은 '집단의 평균적인 효과'라는 점이다. 이는 아주 중요한 점인데, 그 연구 결과가 반드시 '당신'에게 그대로 적용되는 것을 의미하지는 않기 때문이다.

예를 들어 과일을 하루에 5회 분량 먹는 사람은 하루 2회 분량만 먹는 사람에 비해 조기 사망 위험이 13% 낮다는, 전 세계 연구를 종합한 결과가 있다.[237] 이것이 과일의 실제 효과라고 가정해 보자. 그렇다면 이 '실제 효과'란 무엇을 의미할까? 사실 이것은 '지구에 사는 모든 성인'을 평균 낸 효과다.

지구에 사는 성인은 정말 다양하다. 고기를 매일 먹는 사람과 먹지 않는 사람. 유전적으로 심혈관질환이나 암에 걸리기 쉬운 사람과 그렇지 않은 사람. 과일을 잘 안 먹는 대신 채소를 많이 먹는 사람. 사람에 따라 과일을 먹는 효과는 전혀 다를 것이다. 하지만 가급적 보편적인 사실을 보여줄수록 일반적으로 과학계에서는 '신뢰성이 높다'고 평가한다.

그래서 연구 결과 하나만으로는 신뢰하기 어렵고, 앞서 말한 과일 연구처럼 지금까지 전 세계에서 이루어진 관련 연구를 모두 종합하는 방법, 즉 메타 분석이 중요하게 다뤄진다.

이 기법을 이용하면 세부적인 차이는 제쳐두고 '평균적으로 과일을 많이 먹으면 사망 위험을 13% 낮출 수 있다'라는 결론에 도달하게 된다. 이 평균이 무엇의 평균이냐 하면, 연구 대상이 된 모든 사람의 평균이며, 그 극단적인 형태가 바로 '지구에 사는 모든 성인'이다. 이런 평균을 상상하는 것 자체가 쉽지 않을 것이다.

둘째로, 지금까지의 거의 모든 연구 결과에는 '식단의 구성'이라는 관점이 빠져 있다는 점이다. 이를테면 과일을 많이 먹는다는 것은 그만큼 다른 어떤 식품을 덜 먹는다는 뜻을 암묵적으로 포함한다. 앞서 말했듯이 평균적으로 보면 총 섭취 열량은 거의 일정하기 때문이다.

이때 '대신 무엇을 먹느냐'라는 식사의 건강 효과를 생각할 때 매우 중요하다. 과일을 적게 먹는 사람과 비교했을 때 과일을 많이 먹는 사람은 상대적으로 무엇을 덜 먹고 있을까? 물론 과자를 덜 먹는 것이라면 건강에 좋을 가능성이 크다.

반대로 대신 채소를 덜 먹는 것이라면 건강에 좋은지 단정할 수 없다. 당연한 이야기 같겠지만 이런 점을 고려한 연구는 실제로 극히 일부에 불과하다. 처음에 언급한 '과일을 먹으면 건강에 좋다'처럼 흔히 듣는 '과학적' 이야기들은 이런 점을 고려하지 않은 채, '무엇을 대신 먹는가'까지 모두 평균 낸 결과다. 이런 요소는 사람이나 집단에 따라 크게 달라진다.

결국 가장 신뢰할 수 있는 과학적 근거라 해도 '집단'의 결과일 뿐이며, '무엇을 대신 먹는가'라는 관점이 빠져 있다는 뜻이다. 그래서 정작 자신의 생활에 적용하려 하면 과학적 근거라 해도 뭔가 불완전하다고 느낄 수 있다.

하지만 연구를 올바르게 해석하면 식사를 내 편으로 만들 수 있다.

이번 연구를 보고 '그렇다면 사망률이 낮아진다니 과일을 먹는 게 좋겠구나'라고 생각하는 것은 충분히 합리적이다. 과일을 먹으면 사망률이 낮아진다는 사실 자체는 아마도 많은 사람에게 적용되는 보편적인 경향이기 때문이다.

그러나 '나는 과일을 많이 먹고 있으니 안 먹는 사람보다 사망률이 13% 낮을 것이다'라는 해석은 틀렸다. 어떤 사람은 과일 덕분에 사망률이 20% 낮아졌을 수도 있고, 어떤 사람은 5%밖에 낮아지지 않았을 수도 있다. 이처럼 개별적인 효과는 알 수 없으며, 13%라는 수치는 어디까지나 평균일 뿐이다.[24]

조금만 생각해 보면 '당신에게 나타나는 효과'를 정확히 알 수 없는 건 당연한 법이다. 지금 당신이 과일을 많이 먹고 있다 해도, 만약 전혀 먹지 않았다면 어떻게 됐을지는 알 방법이 없기 때문이다. 최근에는 더욱 개별적인 집단의 효과를 추정하려는 연구도 나오고 있지만 아직은 발전 단계에 있다.

기본적으로 과학이 보여주는 효과란 '아주 많은 사람을 평균 냈을 때의 효과'이며, 그것은 '당신'에게는 전혀 다르게 나타날 수도 있다.

'사망 위험 10% 감소'가 나타내는 의미

과학이 제시할 수 있는 것은 '많은 사람을 평균했을 때의 효과'다. 이 수치를 나 개인에게 나타나는 효과라고 받아들일 수는 없다. 그렇다면 이런 수치에는 과연 얼마나 의미가 있을까.

44

사실 이런 숫자는 정부나 지자체가 정책을 결정하거나, 주민이나 의료 종사자를 위한 가이드라인(과학기관이 발표하는 권고안)을 만들 때 매우 중요하다. 과일 섭취를 늘리면 사망률이 평균적으로 13% 줄어든다는 것은, 연간 1만 명이 사망하는 도시에서 1300명이 죽음을 면한다는 것을 의미한다.[25] 그렇게 생각하면 엄청난 효과다. 그래서 연구 기관은 '과일을 많이 섭취하자!'라는 가이드라인을 만들고, 정부와 지자체는 이를 위해 어떻게 하면 좋을지 구체적인 정책을 고민하고 실시한다. 확실히 이런 면에서는 유용해 보인다.

하지만 개인에게 어떤 효과가 있는지 알 수 없다면, 개인은 이런 과학적 근거를 어떻게 활용할 수 있을까? 가령 '하루에 고기 섭취를 50g 줄이면 심근경색 위험이 10% 감소한다'라는 과학적 근거를 들었다고 하자. 이 말이 뜻하는 바는 '건강을 위해 반드시 고기 섭취량을 줄여야 한다'가 아니다. '평균적으로는 고기를 줄이는 편이 좋을 수 있지만, 그 효과의 크기는 사람마다 다르고 무엇으로 고기를 대체하느냐에 따라 달라진다'라는 의미다.

그러니 이 근거만으로 '반드시 고기를 줄여야 한다'라고 자신을 압박할 필요는 없다. 그만큼 애써야 할 정도로 확실한 과학적 근거는 아마도 없다(애초에 개인에게 나타나는 효과를 알 수 없기 때문이다). 그보다는 자신의 기호와 습관을 인정하고, 무리가 없는 범위에서 지금 상태에서 어떻게 '조금' 바꿀 수 있을지를 생각하는 편이 낫다. 과학적 근거는 그 방향을 잡는 큰 나침반으로 참고하면 된다. 고기 예를 들면, 먼저 자신의 고기 섭취량을 확인하고, 목표로 삼는 식습관과의 차이를 살핀다. 그런 다음 식습관 개선을 시도하고, 1년 뒤 다시 확인했을 때 섭취량이 조금 줄어든 '상태'를 목표로 하는 것이 가장 효율적이다. 이 큰 방향 설정의 근거가 바로 앞서 말한 과학적 근거다.[26]

과학을 과도하게 신뢰하는 것도 위험하다. 이는 오히려 과학에 대한 불신으로 이어질 수 있다. 앞의 예를 참고해서 자신의 주변에 고기를 즐겨 먹는데도 90세 넘게 장수하는 사람이 여러 명 있다고 해 보자. 그러면 '역시 과학적 근거 따위 믿을 게 못 된다'라고 단정할 수도 있다. 또 '내 심근경색 위험이 10% 줄어든다'는 말을 구체적으로 상상하기도 어렵고, 해석 자체가 어려워서 과학적 근거에 무관심해질 수도 있다.

과학이 제시하는 것은 애초에 '개인에 대한 효과'가 아니라 '집단에 대한 효과'라는 점을 알면 이런 오해는 풀릴 것이다. 잘못된 해석 때문에 과학을 불신하거나 무관심해진다면 결국 손해를 보는 건 자신이다. 과학적 근거를 올바르게 해석해서 식사를 가장 효과적으로 인생의 아군으로 만들어 보자.

건강 한 스푼 <h3>치료와 예방</h3>

'과학은 평균적인 효과밖에 알 수 없다'라는 말에 놀랐는가? 하지만 '평균적인 효과에 근거해 개인의 의사결정을 내리는 것'은 의학 임상 현장에서 흔히 일어나는 일이다. 예를 들어 뇌경색에 대한 새로운 치료법이 널리 쓰이려면, 기존 치료법과 비교해 '평균적으로' 치료 효과가 더 좋다는 사실이 입증되어야 한다. 이를 임상시험이라고도 하는데, 결국 하는 일은 평균적인 효과를 확인하는 것이다.

지금처럼 서양의학이 발달하기 전에는 의사의 '경험칙'에 따라 치료 방침을 정했다. 하지만 그렇게 하니 의사마다 진료의 질이 차이가 나고, 전체적인 의료의 질도 낮아질 수밖에 없었다. 이에 따라 과학적 근거로서 '평균의 효과'가 높은 치료법을 선택하는 것이 새로운 '진료 지침'이 되었고, 그 결과 의료의 질은 향상되었으며 오늘날에는 그것이 당연한 기준이 되었다.

사실 질환 치료에서 평균 효과에 근거한 치료 선택은 꽤 괜찮은 방법이다. 애초에 그 치료법은 대상 질환을 치료하기 '위해' 개발되었기 때문이다. 나이나 성별 등에 따라 효과에 다소 차이가 있어도, 해당 질환이 존재하는 한 그런 차이는 크지 않을 것으로 기대된다.

반면 예방은 그렇지 않다. 특히 식사는 특정 질병을 예방하기 위해 존재하는 것이 아니다. 또한 '특정 질환을 앓는 환자'라는 집단과 달리, 식사를 놓고 고려해야 할 집단은 압도적으로 크다. 거의 전 인류라고 해도 과언이 아니다. 그 결과 식사는 건강 효과의 '개인차'가 매우 클 수밖에 없다.[27]

그렇다고 해도 평균적으로 더 나은 선택을 하면, 현시점에서는 가장 효율적으로 건강 효과를 기대할 수 있다. 결국 식사에서도 과학이 중요하다는 결론에 이르는 것이다.

한눈에 보는 1장

1. 식사 정보는 자극적일수록 잘 퍼진다. 전문가의 직함도 내용의 타당성을 보장하지 않는다. 따라서 과학적 근거가 무엇을 말하는지 스스로 판단하는 기준이 필요하다.

2. 과학이 보여 주는 것은 개인의 효과가 아니라 어디까지나 집단의 평균이다. 평균적 효과를 나침반처럼 활용하되, 개인에게 그대로 적용해서는 안 된다.

3. 식습관은 의지력의 문제가 아니라 환경의 산물이다. 마케팅, 사회 구조, 어린 시절 경험 등이 지금의 선택을 좌우한다.

4. 현대 사회는 무심코 과식하게 만드는 구조를 갖고 있다. 이 구조를 비로소 이해해야 비로소 자신의 선택을 통제할 수 있다.

5. 비록 과학에는 한계가 있지만, 현재로서 가장 객관적으로 믿을 수 있는 기준 또한 과학이다. 과도한 신뢰도 불신도 아닌, 과학에 대한 올바른 해석이 중요하다.

2장

식재료나 영양소의 선악을 따지지 않는다

이 장에서는 구체적인 식재료와 음료를 예로 들고, 그 과학적 근거를 소개하면서 이를 어떻게 실천적으로 해석하면 좋은지 설명한다. 여기서 가장 강조하고 싶은 메시지는 '○○가 건강에 좋다/나쁘다'라는 단순한 생각을 버리라는 것이다. 애초에 '식사가 건강에 미치는 영향'은 지나치게 복잡해, 명확한 인과관계를 증명하기가 매우 어렵다. 개별 식재료나 영양소 하나하나의 건강 효과에 집착하는 것을 멈춰야 비로소 진정으로 의미 있는 '식습관'에 시선을 돌릴 수 있다.

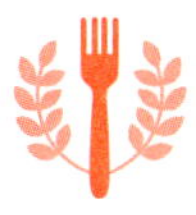

영양소가 곧 식재료는 아니다

보통 사람이 가장 많이 접하는 '식사와 건강'에 관한 글은 식사를 영양소 관점에서 설명한다. 실제로 식사의 효과는 영양소로 설명할 수 있을 것처럼 보인다. 모든 식재료는 영양소로 이루어져 있고, 영양소는 추출·분리가 가능해서 실험실 연구가 쉽기 때문이다.

그 결과 폴리페놀, 이소플라본 Isoflavone, 필수 아미노산, 비타민 등 건강에 좋아 보이는 영양소들이 다양하게 밝혀졌다. 관련 논문도 수만 편 이상 발표되어 있다.

영양소라는 관점은 매우 중요하다. 그러나 영양소를 기준으로 식사를 구성하는 일은 생각보다 훨씬 어렵고, 전문적인 교육 없이 실천하기는 쉽지 않다.

이해를 돕기 위해 적색육에 관한 글을 예로 들겠다. 다음 글을 읽고 어떤 느낌이 드는지 생각해 보자(75쪽 '고기는 피해야 하는가' 참고).

사실 잘 알려지지 않았지만, 적색육은 건강과 행복을 위해 중요한 역할을 한다. 나이가 들수록 근육은 줄고 지방은 늘며, 특히 내장지방은 심혈관질환과 뇌혈관질환의 강력한 원인이 된다. 적색육으로 충분한 단백질을 섭취하면 근육량을 유지할 수 있다.

또 적색육에는 비타민 B군, 철, L-카르니틴처럼 건강에 좋은 영양소가 풍부하다. 각각 피로 개선, 빈혈 예방, 지방산 대사 촉진 효과가 입증되었다. 체형을 유지하고 오래도록 활기차게 살기 위해 적색육은 필수 식재료다.

이 글이 '그럴듯하다'라고 생각된다면 조심해야 한다.

사실 저 문장들은 각각 어느 정도 맞는 말을 하고 있다. 단백질 섭취량을 늘리면서 근력 운동을 병행하면 근육량이 증가하는 것은 과학적으로도 입증되었다.[1] 적색육이 단백질, 비타민 B군, 철의 좋은 공급원이라는 점은 분명하며, 특히 단백질이나 철이 부족한 사람에게 도움이 되는 식재료인 것도 사실이다.[1]

그러나 적색육에 들어 있는 영양소가 모두 건강에 좋은 것만은 아니다. 지방 측면에서는 건강에 좋지 않은 포화지방산이 많고, 건강에 좋다고 알려진 오메가-3 지방산은 거의 없다.

또 적색육에는 인이 풍부해 과다 섭취 시 신장에 부담을 줄 수 있다.[2][2] 고기 요리에는 소금이 과다 사용되는 경우가 많다는 점도 건강에 부정적인 요인으로 작용한다.

이처럼 어떤 식재료든 영양소 관점에서 보면 '좋은 면'과 '나쁜 면'이 있다. 어느 한쪽만 잘라 내어 논하는 것은 과학적이지 않다. 식사는 매우 다양한 식재료로 이루어져 있고, 각각의 식재료는 또 수많은 영양소를 포함한다. 식사의 내용물을 모두 영양소로 쪼개어 논하는 것은 현실적이지 않다.

더욱이 특정 영양소 하나만으로는 큰 건강 효과를 기대하기 어렵다는 사실도 밝혀지고 있다. 이제는 식사를 더 넓은 시야에서, 과학적으로 살펴볼 필요가 있다.[3]

이때 도움이 되는 것이 역학적 지식이다. 역학이라는 학문에서는 인간을 대상으로 '적색육 섭취가 많은 경우와 적은 경우'를 비교해 어떤 차이가 있는지 검증한다. 물론 적색육을 먹는 사람과 먹지 않는 사람은 여타 생활 습관도 다르므로, 통계적으로 이런 요인들을 반영해 분석한다.

연구 결과를 종합해 보면, 적색육 섭취가 많을수록 대장암, 폐암, 심혈관질환 등의 위험이 커진다고 알려져 있다.[3] 즉 평균적으로 보면 적색육은 '건강에 나쁘다'라는 결론에 이르게 된다. 앞서 제시한 '언제까지나 건강하게 살기 위해 적색육은 필수다'라는 주장은 과학이 보여 주는 내용과 일치한다고 보기 어렵다.

다만 앞 장에서 설명했듯, 과학이 제시하는 것은 어디까지나 '평균적인 효과'이며 '당신에게서의 효과'는 아니다. 이 점이 문제를 복잡하게 만든다. 적색육을 많이 먹고도 장수하는 사람이 있는가 하면, 고기를 거의 먹지 않고도 단명하는 사람도 있다.

지금까지의 연구는 주로 서구권을 대상으로 했기 때문에, '적색육 섭취량'과 관련한 위험이 그대로 동양인에게 적용된다는 보장도 없다. 평균적으로 볼 때 적색육을 너무 많이 먹으면 여러 생활 습관병의 위험이 커질 가능성이 있다는 정도가 과학적 결론이다. 이 근거만으로 '적색육이 당신에게 어떨지'를 알 수는 없다.

여기에 더해 '적색육을 많이 먹는 사람이 그 대신 무엇을 덜 먹고 있는가'라는 관점도 빠져 있다. 극단적으로 말해 채소나 과일 대신 적색육을 먹는 것과, 과자 대신 적색육을 먹는 것은 같은 '적색육 섭취'라도 그 의미가 완전히 달라진다.

이 장에서는 이런 개별 사례들을 통해 식재료나 영양소 하나하나의 건강 효과를 평가하는 일이 얼마나 어려운지를 설명하겠다. 이런 내용에 대한 이해하는 것이 다음 장부터 다룰 '식습관'의 중요성을 파악하는 데 핵심이다.

커피에는 발암물질이 있지만

2018년 3월, 캘리포니아주 법원에서는 스타벅스를 포함한 모든 커피 제품에 발암 위험을 명기하도록 의무화한다는 판결이 내려졌다. '왜?'라는 생각이 들지도 모른다.

사실 국제암연구소International Agency for Research on Cancer, IARC가 규정한 '발암물질'이 커피에 들어 있기 때문이다. 그 물질의 이름은 아크릴아마이드로 커피를 볶는 과정에서 생성된다.

국제암연구소는 예전부터 아크릴아마이드를 2A군 발암물질로 정의해 왔다.[4] 2A군은 '암 유발 개연성이 높다'라고 여겨지는 카테고리로, 1군인 '확실하게 암을 일으키는 물질' 다음으로 암을 일으킬 가능성이 높다고 여겨지는 것이다. 이는 곧 '동물 실험에서 발암성을 가졌다는 근거가 거의 확실하다'라고 판단된 물질임을 의미한다.

2A군에는 (심각한 부작용이 있어 거의 사용되지 않는) 클로람페니콜Chloramphenicol이라는 항균제, 간흡충이라는 기생충, 인유두종바이러스 31형과 33형, 자외선, 적색육 등이 포함된다. 그렇다, 분명히 커피는 '발암물질'을 함유하고 있다. 무섭지 않은가?

하지만 식재료는 단 하나의 영양소로만 이루어져 있지 않다. 식사의 건강 효과는 식재료에 포함된 수많은 성분에 의해 종합적으로 결정된다. 성분에는 좋은 것과 나쁜 것이 섞여 있다. 따라서 한 가지 성분이 아니라 전체적으로 생각해야 한다.

실제로 다양한 역학 연구에서 '커피는 암을 예방하는 (평균적인) 효과가 있다'라는 사실이 밝혀져 왔다.[5] 즉 발암 물질을 포함하고 있는데도 암을 예방한다고 여겨지는 것이다.

그 이유는 커피에 그 외에도 수많은 '암 예방에 유효하다고 알려진 영양소'가 들어 있기 때문일 것이다. 클로로겐산Chlorogenic Acid 같은 폴리페놀, 카페인, 마그네슘 등이 그 예다. 하지만 그런 성분 단독의 암 예방 효과는 명확히 입증되지 않았으며, 역시 커피를 '다양한 영양소를 포함한 식재료' 자체로 바라보는 관점이 중요하다는 뜻이다.

또 총 섭취량이라는 관점도 중요하다. 아무리 건강에 좋은 영양소라도 많이 섭취한다고 해서 항상 좋은 것은 아니며, 반대로 건강에 해로운 물질은 섭취량이 늘어날수록 건강에 미치는 위험이 커질 수 있다.

커피에 들어 있는 아크릴아마이드는 아마도 발암물질이겠지만 그렇다고 해서 일상적으로 커피를 마시는 것이 곧바로 암 위험으로 이어지지는 않는다. 이렇게 영양소와 식재료를 분리해서 생각하는 방식은 좀처럼 쉽게 받아들여지지 않는다. 실제로 캘리포니아주의 재판관은 이 점을 이해하지 못했다. 이 재판은 비영리 단체인 '독성물질 교육 조사위원회 Council for Education and Research on Toxics, CERT'가 캘리포니아주에서 소송을 제기하면서 시작되었다.

결국 그 판사뿐만 아니라 재판에 관련된 많은 이들도 이런 사고방식을 이해하지 못했고, 모든 커피 제품에 '암을 일으킬 위험이 있다'라는 라벨을 붙이도록 의무화하는 판결이 내려졌다. 지금 담배 제품에 '폐암의 원인이 된다'라는 경고 문구가 붙어 나오듯, 커피에도 그런 식으로 라벨이 붙은 것이다. 이런 라벨은 소비 행동을 상당히 억제하기 때문에 당시 커피 업계에는 큰 충격이 가해졌다고 한다.

그러나 이후 하버드대를 포함한 여러 연구 기관이 강하게 반발했고, 2019년에는 미국 식품의약국 Food and Drug Administration, FDA가 이런 라벨은 적절하지 않다고 권고하면서 판결은 무효가 되었다. 과연 이것으로 끝났다고 할 수 있을까. 이렇게까지 크게 문제가 된 사례는 드물지만, 식재료의 효과를 개별 영양소로만 설명하려는 저런 사례는 지금도 끊이지 않고 있다.

마가린은 정말 위험할까?

'트랜스지방산 Trans Fatty Acid'이라는 말을 들어본 적이 있을 것이다.

이 물질은 수많은 지방 중에서도 '건강에 해롭다(심혈관질환의 위험을 높인다)'라는 사실이 거의 확실하게 입증된 성분이다.[6] 이런 이유로 미국에서는 트랜스지방산의 사용이 매우 엄격하게 제한되어 있다.

반면 일본에서는 규제가 상대적으로 느슨하다. 마트에서 흔히 볼 수 있는 마가린은 트랜스지방산을 함유한 대표적인 식품으로 꼽힌다. 그렇다면 마가린은 정말로 반드시 피해야 하는 식품일까?*

트랜스지방산에 대한 미국의 엄격한 규제에는 오랜 역사가 자리 잡고 있다. 1900년대 초, 동물성 지방(예를 들어, 버터)이 건강에 좋지 않다는 사실이 알려지면서 식물성 지방을 만들려는 시도가 이루어졌다. 그 결과 처음으로 '쇼트닝'이라는 제품이 개발되었고, 이어서 마가린이 등장했다. 마가린은 버터와 달리 '냉장고에서 꺼내자마자 바로 빵에 바를 수 있다'라는 편리함 덕분에 폭발적인 인기를 얻었다.

1950년대부터 트랜스지방산이 건강에 해로울 수 있다는, 특히 심혈관질환의 위험을 높인다는 연구 결과가 나오기 시작했지만, 그 주장은 힘을 얻지 못했다. '식물에서 유래했으니 건강에 좋을 것이다'라는 인식이 있었기 때문이다. 버터 같은 동물성 지방을 식물성 지방으로 대체하자는 전문가들의 로비 활동까지 더해지면서 트랜스지방산은 빠르게 퍼져 나갔다.

---

* 한국의 경우, 트랜스지방을 일률적으로 금지하기보다는 영양 성분 표시와 저감 정책을 중심으로 관리하고 있다. 또한 가공식품의 성분표에 트랜스지방 함량 표시가 의무화되어 있다. 식품의약품안전처 기준에 따르면, 1회 제공량당 트랜스지방이 0.2g 미만일 경우 0g으로 표시할 수 있고, 0.2g 이상 0.5g 미만일 경우 '0.5g 미만' 또는 실제 함량으로 표시하도록 하고 있다. 또한 정부의 저감 정책을 통해 산업적 트랜스지방 사용은 지속적으로 감소하는 추세다.

1990년대에 들어서야 트랜스지방산의 유해성이 과학적으로 명확해졌고, 2000년대에는 트랜스지방산 함유량 표시가 의무화되었다. 이후 '트랜스지방산 = 건강에 해롭다'라는 인식이 일반인에게도 널리 퍼지며, 미국 식품에서 트랜스지방산은 급격히 줄어들었다.

지금도 법적으로 완전히 금지된 것은 아니지만, 사실상 거의 사용되지 않는다. 실제로 미국 슈퍼마켓에서 트랜스지방산 함유량이 0이 아닌 제품을 찾아볼 수 없을 정도다.

그와 대조적으로 일본에서는 여전히 트랜스지방산을 함유한 식품(마가린 등)을 쉽게 볼 수 있다. 이런 이야기를 들으면 마가린을 무조건 피해야겠다는 생각이 들 수도 있다. 우리는 이 문제를 얼마나 심각하게 받아들여야 할까?

일본 후생노동성이 미국처럼 강력한 규제를 하지 않는 이유는 '모르기 때문'이 아니다. 그들은 과학적 근거를 충분히 이해한 상태에서 식품 산업과의 균형을 고려해 정책을 결정하고 있다. 실제로 일본 식품의 트랜스지방산 함량은 이미 매우 낮은 수준이다.[47] 마가린 역시 다양한 지방 성분으로 제조되며 트랜스지방산 비율은 약 1% 정도에 불과하다고 알려져 있다.[8]*

애초에 미국이 강력한 규제를 도입한 배경은 엄청난 트랜스지방산

---

* 현재 한국인의 평균 트랜스지방 섭취량은 약 0.3~0.5g/day(총 에너지 섭취량의 약 0.2% 내외) 수준으로 보고되며, 이는 WHO가 권고하는 총 에너지의 1% 미만 기준보다 낮은 수준이다. 다만 최근에는 외식과 가공식품 소비 증가 등 식생활이 서구화되는 경향이 나타나고 있어, 트랜스지방뿐 아니라 포화지방과 당류, 초가공식품 섭취 증가에도 함께 주의를 기울일 필요가 있다는 지적도 있다.

을 섭취하던 미국인의 식단에 있다. 미국에서는 햄버거와 감자튀김 같은 패스트푸드를 대량으로 소비하면서, 그 원재료인 트랜스지방산 섭취량은 일본과는 비교할 수 없을 정도로 높았다(트랜스지방산이 문제가 되던 시절에는 더욱 심했다). 이런 환경에서 얻은 데이터에 따르면, 트랜스지방산을 많이 섭취할수록 심혈관질환 위험이 증가했다.

일본에서도 빵이나 감자튀김을 즐겨 먹지만, 식문화의 근본적인 차이로 인해 평균 섭취량은 미국보다 훨씬 적다. 이런 식문화의 차이를 무시하고 단순히 '섭취량 제한'이라는 부분만 떼어내 논의하는 것은 논점을 완전히 흐리는 행위이다.

그렇다고 해서 '전혀 문제없다'라고 단정할 수는 없다. 과학적으로 확실한 근거는 없지만 트랜스지방산을 적게 섭취하는 것이 더 좋을 수는 있다. 다만 그 문제에 지나치게 집착할 바에는, 다른 더 중요한 건강 요소에 신경 쓰는 편이 낫다. 예를 들어 트랜스지방산 섭취를 총 열량의 0.3%에서 0%로 줄이는 것보다 과일 섭취를 하루 100g에서 200g으로 늘리는 편이 건강에는 훨씬 더 큰 도움이 된다.

'마가린은 무조건 피해야 한다'라는 주장은 특정 영양소(이 경우 트랜스지방산)에 관한 정보를 근거로 식품 자체를 전면 부정하는 주장이며 과학적이라 보기 어렵다. 일본의 현실을 고려하면 '무슨 일이 있어도 마가린을 피하려는 노력'을 할 만큼 과민하게 반응할 필요는 없다.

여기서 중요한 점은 세 가지다. 첫째, 영양소와 식품을 혼동하고 있다는 것. 둘째, 과학적 근거를 잘못 해석하고 있다는 것. 셋째, '절대적인 악'을 만들어 내고 있다는 것이다. 이 마지막 요소는 이른바 '사기 의료'와도 밀접하게 연관되어 있다. 사실 '트랜스지방산을 반드시 피해야 한다'라는 주장은 사기 의료 광고에서 자주 등장한다. '트랜스지방산이 건강에 해롭다'라는 '과학적' 근거를 내세워, 트랜스지방산이 들어간 마가린 등을 피하게 만드는 식이다.

이처럼 명확한 '악역'을 만들어 공격하는 방식은 식습관에 민감한 이들에게 매우 효과적인 마케팅 수단이 된다. 이런 접근은 종종 '음식으로 암을 고친다' 같은 사기 의료로 이어지기도 한다.[5]

물론 사기 의료가 완전히 엉터리만으로 구성된 것은 아니다. 전혀 근거가 없으면 아무도 믿지 않기 때문이다. 일부 과학적 사실을 교묘히 섞어놓기 때문에 매번 속는 사람들이 생기는 것이다.

결론적으로 '조금이라도 트랜스지방산을 섭취하면 건강에 나쁜 영향을 미친다'라는 주장은 과학적으로 타당하지 않다. 과도하게 섭취하면 건강에 해로울 수는 있겠지만, 현재의 환경에서 그렇게 많은 양을 섭취하기는 거의 불가능하다. 적어도 일본에서는 그 정도로 예민하게 걱정하지 않아도 된다.

물론 마가린을 지나치게 좋아해 매일 엄청나게 섭취하다가 심근경색이 생기는 사람도 있을 수 있다. 하지만 어떤 일이든 예외는 있기 마련이다. 그런 극단적인 사례를 일반적인 위험으로 받아들여 불안해 하지 않도록 하자.

견과류를 먹으면 살이 찔까?

식품과 건강에 관한 연구는 매우 많지만, 그 결과를 올바르게 해석하는 일은 생각보다 단순하지 않다. 여기서는 견과류의 효과를 살펴 보며, 특정 식품에 대해 "○○는 건강에 나쁘다"처럼 단정적으로 말하 기가 얼마나 어려운지를 짚어 보고자 한다. 견과류는 건강식품의 대 명사라 할 수 있다. 견과류에 건강에 좋은 '시스' 불포화지방산이 풍부 하게 함유되어 있다는 사실이 과학적으로 입증되었기 때문이다(참고 로 앞서 다룬 마가린의 '트랜스' 불포화지방산은 건강에 해로운 지방이다).

특히 호두에는 불포화지방산 중에서도 건강에 매우 이롭다고 알려 진 오메가-3 지방산까지 풍부하게 들어 있다. 즉 견과류는 양질의 지 방을 공급하는 식품이며, 이 점에 대해서는 전문가들 사이에서도 이 견이 없다.

문제는 바로 이 지방의 '열량'에 있다. 단백질이나 탄수화물이 1g당 4kcal인 데 비해, 지방은 1g당 무려 9kcal다. 같은 양을 섭취했을 때 칼 로리가 두 배 이상 높다는 뜻이다.

이 때문에 '견과류는 건강에 좋지만 살이 찐다'라는 인식이 생겼다. 실제로 '견과류를 꾸준히 먹었더니 체중이 늘었다'라는 이야기도 심 심치 않게 들린다. 건강을 위해 견과류를 챙겨 먹으려는 사람에게 체 중 증가는 결코 무시할 수 없는 중요한 문제일 것이다.

그러나 견과류를 먹어 배가 부르면 자연스럽게 다른 음식을 덜 먹 게 될 수도 있다. 그렇다면 오히려 살이 찌지 않을 수도 있다. 실제로 이런 점을 확인하기 위해 30건 이상의 무작위 대조 시험이 수행되었 다. 연구에서는 견과류를 먹는 그룹과 먹지 않는 그룹을 무작위로 나 누어 체중 등 단기적인 변화를 비교했다.

이 연구들을 종합한 결과, '견과류 섭취가 체중 증가로 이어진다는 근거는 없다'라는 사실이 확인되었다.[9~10] 적어도 평균적으로 볼 때 견과류를 먹는다고 해서 살이 찐다고 단정할 수는 없다.

동시에 상황에 따라 결론이 달라질 수 있다는 점도 시사되었다. 예를 들어 건강한 간식으로 견과류를 먹으면 다음 식사의 칼로리 섭취가 줄어든다는 연구 결과가 있는 반면, 아침 식사에 견과류를 포함하면 오히려 총 섭취 칼로리가 늘어난다는 연구도 있다.[11]

즉 같은 견과류라도 언제, 어떤 상황에서 먹느냐에 따라 섭취 칼로리가 줄기도 하고 늘기도 한다. 따라서 '견과류를 먹어도 체중이 늘지 않는다'라는 평균적인 결과를 그대로 일반화하기는 어렵다.

아직 연구가 충분하지 않아 어떤 상황에서 칼로리 섭취가 늘어나는지 상세한 내용은 밝혀지지 않았다. 왜 특히 '아침 식사'에서만 총 섭취량이 늘어나는지, 또 이것이 보편적인 현상인지도 불분명하다. 다만 과학적인 방법으로 수행된 연구에서 얻은 결과인 만큼, 참고할 만한 가치가 있다.

결론적으로 말하면 평균적으로는 견과류를 먹는다고 해서 체중이 늘어난다고 단정할 수는 없지만, 먹는 사람의 특성과 섭취 상황에 따라 결과는 달라진다.

설령 견과류 때문에 체중이 늘었다고 해도 그것이 건강에 나쁜 일인가 하는 별개의 관점도 있다. 견과류 섭취량이 많으면 심혈관질환이나 암 위험이 (평균적으로) 낮다는 사실이 밝혀져 있다.[12] 이는 3장에서 다룰 '지중해식 식단'과도 관련이 있는데, 견과류가 생활 습관병의 위험을 낮춘다는 점은 어느 정도 확실하게 말할 수 있다고 생각한다.[13~14] 따라서 견과류를 간식으로 삼아 과자 등을 대신해 먹는 것은 건강에 좋다는 과학적 뒷받침이 있다고 할 수 있다.

식사에 견과류를 곁들이는 것도 섭취 열량은 많아질지 모르지만, 전체적으로 보면(생활 습관병 예방이라는 관점에서 보면) 좋은 선택지일 수 있다.

한국인(혹은 일본인)에게는 어떠한가라는 관점도 중요하다. 아시아권에서는 견과류를 통한 질병 예방 연구가 많지 않기 때문에 해외 연구에 의존할 수밖에 없다. 한편 아시아인은 평균적으로 생선을 통한 오메가-3 지방산이라는 양질의 지질 섭취량이 많다. 그렇다면 세계 연구 결과만을 가지고 '아시아인에게 양질의 지질 공급원으로서 견과류를 적극적으로 권장해야 한다'라고 단정하기는 어렵다. 물론 개인차가 있으므로 아시아에서도 견과류로 건강 효과를 얻는 사람이 있겠지만, 과학적으로 명확히 밝혀진 것은 아니다.[*]

참고로 나는 견과류를 너무 많이 먹으면 두통이 생겨서 거의 먹지 않는다. 견과류는 마그네슘을 많이 함유해 편두통 예방 효과가 있다는 기사를 자주 보지만, 티라민 Tyramine 이라는 편두통을 유발하는 성분도 들어 있어 그 때문에 머리가 아픈 것이라고 설명할 수도 있다. 결국 '사람에 따라 다르다'라는 이야기다. 나처럼 견과류를 먹기 시작

---

[*] 아시아인의 오메가-3 지방산 섭취가 전반적으로 높다고 단정하기는 어렵다. 다만 일본과 한국 등 일부 동아시아 지역에서는 전통적으로 생선과 해산물 섭취 비중이 높아 EPA와 DHA 같은 오메가-3 지방산 섭취 수준이 서구 국가보다 비교적 높은 편으로 보고된 연구들이 있다. 그러나 아시아 지역 내에서도 국가 간 식생활 차이가 크고 최근에는 식생활 서구화로 생선 섭취가 감소하는 경향도 나타나고 있어, 이러한 특징을 모든 아시아인에게 일반적으로 적용하기는 어렵다.

한 뒤 두통이 잦아졌다고 느끼는 사람은 굳이 아픔을 참아 가며 먹을 필요는 없다.

견과류 말고도 식습관을 개선할 방법은 많다. 간식으로 견과류를 먹는다는 식습관 개선 방법은 실천하기 쉽고 효과적인 선택이지만(4장 참조), 견과류 같은 단일 식재료에 집착하지 않고 식습관 전체를 바라보는 것이 더 본질적인 접근이다.

"달걀은 하루 1개까지"라는 말에는 과학적 근거가 없다

달걀에 대해서도 여러 가지 의견이 있다. 일부 근력 운동 마니아들 사이에서는 얼마든지 먹어도 괜찮다고 말하는 사람도 있는가 하면, "달걀은 하루 1개까지"라는 이른바 전문가의 의견도 들린다. 2019년에는 달걀을 많이 먹을수록 심혈관질환의 위험이 높아진다는 결론을 내린 논문이 발표되어 언론의 큰 주목을 받았다.[15]

이 연구는 매우 권위 있는 의학 학술지에 실렸기 때문에, 이를 근거로 "달걀은 하루 1개까지"라고 주장하는 유명인들이 대거 등장했다.[6] 하지만 이 연구에는 연구 방법론상 큰 문제가 있으며, 보편적인 인과관계를 제대로 포착했다고 보기 어렵다.

2022년까지의 연구를 종합해 보면, 달걀을 많이 섭취할수록 평균적으로 심혈관질환의 위험이 약간 높아질 가능성이 시사된다.[16] 이 종합 연구에는 앞서 언급한 2019년 연구도 포함되어 있다. 다만 평균적인 효과가 곧바로 개인에게 그대로 적용되는 것은 아니라는 점이 원칙이다. 실제로 연구 내용을 자세히 들여다 보면 전혀 다른 시사점을 얻을 수도 있다.

우선 이 '달걀은 건강에 나쁘다'라는 결과 자체가 신뢰성이 그리 높지 않다. 예를 들어 미국 연구에서는 달걀이 건강에 해롭다는 결과가 나온 반면, 아시아 지역의 연구에서는 달걀과 건강 사이에 뚜렷한 관련성이 없거나 오히려 예방적으로 작용할 수 있다는 결과도 보고된다.[17~18]

하지만 인종에 따라 달걀의 건강 효과가 다르다는 것은 선뜻 이해할 수 있는 결과는 아니다. 이에 대한 설명은 해당 연구에서 제시되지 않았지만, 중요한 관점 하나는 달걀 자체의 효과라기보다 '달걀과 함께 무엇을 먹는지', 즉 달걀과 연관된 식습관을 보고 있는 것일 수 있다는 점이다. 연구에서 달걀 섭취량을 분석해도, 실제로는 달걀 섭취와 함께 나타나는 식습관의 영향을 보고 있을 가능성이 크다.

오히려 달걀 단독의 효과를 정확히 추정한 연구는 거의 없다고 보는 편이 맞다. 아시아인과 서구인의 경우 달걀과 함께하는 식습관은 매우 다르다. 서구권에서는 달걀과 함께 소시지나 베이컨 같은 가공육을 먹는 경우가 매우 흔한데, 이런 경우 달걀의 영향이 아니라 함께 먹는 가공육의 영향을 간접적으로 보고 있을 가능성도 있다.[7]

또 '무엇을 하루에 몇 개까지'처럼 구체적인 섭취 기준을 정할 만큼 확실한 식사 관련 과학적 지식을 얻기는 매우 어렵다. 사실 '달걀을 먹는 것이 좋은가 나쁜가'라는 질문 자체를 제대로 검증하기도 쉽지 않다. 앞서 말한 식습관의 관점 외에도, "달걀은 하루 1개까지"라는 주장을 믿기 어려운 이유를 두 가지 더 들 수 있다.

첫째는 연구에서 사용된 '달걀 소비량'이라는 지표의 신뢰성 문제다. 앞에서 언급한 연구는 한 시점의 달걀 소비량과 그 이후 20년간의 심혈관질환 위험을 비교해 분석했다. 하지만 달걀 섭취량은 몇 년만 지나도 충분히 달라질 수 있다. 이런 변화를 고려하지 않는다면 달걀 섭취와 질병 발생 사이의 인과관계를 논할 수 없다. 그럼에도 동일한 개인의 달걀 소비량을 수년 간격으로 정확히 추적한 자료는 거의 없는 실정이다.

둘째는 달걀을 줄이는 대신 무엇을 먹느냐가 사람마다 전혀 다르다는 점이다. 달걀 대신 생선 같은 식품으로 양질의 단백질을 섭취한다면 건강에 도움이 될 수 있지만, 소시지 같은 가공육을 먹는다면 오히려 건강에 해로울 수 있다. 달걀을 단백질 공급원으로 보느냐, 지방 공급원으로 보느냐에 따라서도 논의는 달라진다. 하지만 이런 점까지 고려해 분석한 연구는 거의 없다. '무엇을 대신 먹는가'라는 관점을 빼고 단순히 달걀을 몇 개 먹었는지만 따져서는 건강 효과에 대해 구체적인 주장을 하기 어렵다.

이런 문제들은 앞으로 식사 과학이 다뤄야 할 주제이며, 현재로서는 신뢰도 높은 결론이 나와 있지 않다. 달걀이 건강에 좋은지 나쁜지, 나쁘다면 몇 개까지 먹어도 괜찮은지는 아직 알 수 없다. 더 나아가 '달걀이 건강에 좋은가 나쁜가'라는 질문 자체가 다소 무의미하다고도 할 수 있다. 평균적인 효과조차 논란의 여지가 있는데, 하물며 개인에게 나타나는 효과를 알 수 있을 리가 없다. 결론적으로 달걀은 매우 건강에 좋은 식재료라고 말하기는 어렵지만, 일부러 제한해야 할 만큼의 근거도 충분하지 않다.

물론 극단적인 식습관이 건강에 좋을 리는 없다. 근력 운동을 하는 사람이 한 끼에 달걀을 10개씩 먹는 경우도 있지만, 건강을 생각하면 지나친 행동이다. 이른바 근력 운동 식단, 즉 가공식품을 줄이고 브로콜리 같은 채소를 충분히 섭취하며 달걀·콩·닭고기 등으로 단백질을 보충하는 식사는 건강에 긍정적인 면도 많고, 실제로 근력 운동을 하는 사람들은 젊어 보이는 경우도 많다. 하지만 이런 효과를 달걀 자체의 영향이라고 보기는 어렵다. 그런 식사가 나쁘다는 과학적 근거는 없지만, 건강을 생각한다면 극단적인 식습관은 피하는 편이 안전하다. 이 점에 대해서는 3장에서 다시 설명한다.

채소 위주의 식사를 하면 안심일까?

'건강하려면 채소를 많이 먹어라'가 상식처럼 통용되는데, 채소만 먹으면 괜찮은 걸까? 절대 그렇지 않다. 채소를 챙겨 먹으려는 마음가짐은 매우 중요하지만, 식사는 그렇게 단순한 방식으로 해결할 수 있는 분야가 아니다. 여기서도 채소라는 '식재료'를 단독으로 바라볼 때의 한계가 드러난다.

"채소는 건강에 좋다"라는 말에 의문을 느끼는 사람은 거의 없을 것이다. 이는 과학적으로도 상당히 그럴듯하며, 많은 연구에서 평균적으로 채소가 다양한 측면에서 건강에 도움이 된다는 사실이 확인되었다. 채소에도 다양한 종류가 있으며, 각각 다른 관점에서 건강에

이로울 가능성이 있다.[19~20]

실제로 현대인은 채소 섭취량이 턱없이 부족하다. 일본에서는 하루 350g의 채소 섭취를 권장하지만, 일본인의 평균 섭취량은 약 270g에 불과하다는 보고가 있다(한국영양학회와 질병관리청은 채소와 과일을 합해 500g 이상 섭취할 것을 권장하지만, 전체 국민 중 이 권장량을 지키는 사람은 약 22.7%에 불과하다. 2022년 기준으로 하루 350.5g의 채소와 과일을 먹고 있다. 10년 전인 2013년(451.3g)에 비해 100g 이상 줄어든 수치다 — 옮긴이 주).[21] * 이런 점에서 공공기관이 채소 섭취를 권장하고 독려하는 것은 매우 합리적이다. 다만 여기서는 '채소를 먹기만 하면 건강하다고 말할 수 있는가'라는 점을 문제 삼는 것이지, 채소 섭취 자체를 부정하려는 것은 아니다.

일반적으로 채소는 식이섬유, 비타민, 미네랄의 중요한 공급원이며, 건강에 해로운 첨가물이 거의 없는 식재료다. 영양소 측면에서 보더라도 건강에 이롭다고 할 수 있다. 하지만 채소로 단백질이나 질 좋은 지방을 충분히 섭취하기는 어렵다. 많은 채소는 대부분이 수분으로 이루어져 있어, 일반적으로 채소만 섭취해서는 하루에 필요한 에너지를 충분히 얻을 수 없다.[8]

그렇다면 생명을 유지하기 위해 당연히 '채소 외에 무언가를 먹고

---

* 한국에서 채소·과일 섭취 권장량을 하루 약 500g 수준으로 제시하는 것은 WHO가 권고하는 하루 400g 이상 기준을 바탕으로 하되, 한국인의 식사 구조를 고려해 설정된 것으로 이해할 수 있다. 한국의 식사는 밥과 여러 반찬을 함께 먹는 형태로 채소 반찬의 비중이 비교적 높지만, 영양 정책에서는 채소와 과일을 충분히 섭취하도록 보다 높은 수준의 권장량을 제시하고 있다. 다만 실제 국민 평균 섭취량은 이 권장 수준보다 낮은 것으로 보고된다.

있는' 상태일 수밖에 없다. 채소를 잘 챙겨 먹어도, 채소 이외의 에너지원이 무엇이냐에 따라 건강한 식생활인지가 결정된다. 채소라는 식재료 하나에만 주목하는 것은 시야가 좁은 접근이며, 채소를 중심으로 한 '식습관'이 어떤 모습인지가 본질적으로 중요하다.

여기서 식습관에 관한 연구 결과를 하나 소개한다. 이는 채소 중심 식습관이 건강에 어떻게 기여하는지 평가하는 '채소 중심 식습관 지표'다.[22]

내용을 살펴보면, 채소·과일·통곡물 같은 식재료는 채소 중심 식사 패턴에서 많이 섭취되며 동시에 건강에 좋은 식품으로 분류된다. 견과류와 콩류도 같은 범주에 속하며, 이런 식품은 섭취량이 많을수록 점수가 올라간다.

반면 동물성 지방, 유제품, 고기 등은 채소 중심 식사 패턴에서 적게 섭취되고 건강에도 좋지 않은 식품으로 분류된다. 이런 식품은 섭취량이 적을수록 점수가 올라간다. 전체 점수가 높을수록 '채소 중심 식습관'으로서 건강에 더 이롭다고 해석한다.

중요한 점은 '채소 중심 식사 패턴에서 많이 섭취되지만 건강에 좋지 않은 식품'의 존재다. 대표적인 예로는 주스, 정제 곡물, 감자, 과자 등이 있다. 이런 음식은 일반적인 상식으로 봐도 건강에 좋지 않다는 인식과 크게 어긋나지 않는다. 당연히 이런 식품은 섭취량이 적을수록 점수가 높아진다.

예를 들어 미국의 데이터를 보면, 채소 위주의 생활을 하면서도 감자튀김이나 머핀을 매일 먹는 사람이 매우 많다. 이들은 고기를 거의 먹지 않고 채소 섭취량도 상당히 많다. 하지만 이런 식생활을 두고

'채소를 먹고 있으니 건강하다'라고 할 수 있느냐 하면, 그렇지 않다. 이는 실제로 많은 연구를 통해 증명되었다.[23~24]

이 문제는 비건 식단, 즉 고기·생선·달걀·유제품 같은 동물성 식품을 완전히 피하는 식사법이 건강에 좋은지에 대한 논의와도 연결된다. 비건 식단은 환경 보호 같은 관점에서 일부에서 유행하며, 이를 홍보하는 단체도 많아 하나의 산업을 이루고 있다. 실제로 연구도 많이 이루어져 어느 정도의 과학적 지식이 축적되어 있다.

이런 연구에서 공통적으로 중요한 점은 역시 '채소를 먹는 것은 좋지만, 그 외에 무엇을 먹고 있는가'라는 점이다. 영양학적으로는 고기나 유제품을 제한하면서 칼슘, 철분, 비타민 B군 등이 부족해지기 쉽다. 식사 패턴으로 봐도, 고기를 피하려 애쓰면서 머핀이나 주스로 열량을 채운다면 그 부분은 분명 건강에 좋지 않다.[25]

반대로 아보카도, 과일, 콩 제품을 적절히 활용해 건강한 비건 식단을 실천하는 사람도 많다. 결국 중요한 것은 '식습관 전체의 질'이며, 이를 앞서 말한 '채소 중심 식습관 지표' 같은 방법으로 평가할 수 있다는 이야기로 이어진다. 개별 식재료 하나하나에 대한 지식에는 분명한 한계가 있다.

'채소 중심의 식생활'은 식습관으로서 충분히 좋은 주제다. 하지만 그것은 '채소만 먹으면 된다'라는 단순한 이야기가 아니라, 그 식습관의 특징을 이해하고 채소 이외의 요소까지 함께 고려해야 한다는 점이 중요하다.

'채소 먼저 먹기'는
과학적 근거가 있는가

채소와 관련해 '채소 먼저 먹기'에 관한 과학적 연구도 소개한다. 채소 먼저 먹기는 일본에서 폭발적으로 유행했던(지금도 유행 중인) 식사법이다. 먼저 채소를 먹고 그다음에 탄수화물 등을 먹음으로써 식후 혈당 상승을 억제한다는 것이 기본 개념이다.

만약 먹는 순서만 바꾸는 것만으로 어떤 건강 효과가 있다면, 이보다 더 놀라운 이야기는 없을 것이다. 전 세계 연구자들이 수십 년에 걸쳐 '무엇을 먹어야 하는가'를 연구해 왔기 때문이다. 그 결과가 사실 '순서의 문제일 뿐'이라는 점이 밝혀진다면 이는 큰 충격으로 받아들여질 수밖에 없다.

내가 알기로 채소 먼저 먹기의 효과는 '일본에서만' 검증되었다. 관련 논문 몇 편을 보면 식후 혈당 상승을 억제하는 효과는 비교적 일관되게 확인된다. 채소 먼저 먹기를 염두에 둔 식사 지도를 통해 혈당 지표인 당화혈색소 HbA1c가 약 1% 낮아졌다는 보고도 있다.[26~28]

최근 여러 편의 논문이 출판되고 있는데, 연구자들이 채소 먼저 먹기의 과학적 근거를 만들려는 강한 의지가 느껴진다. 이를 조금 자세히 들여다 보자.

우선 식후 혈당치가 낮아진다는 점에 대해서는 그 영향력이 어느 정도인지 아직 불분명하다. 나쁜 효과는 아닐 것이다. 다만 이것이 당뇨병 발생 예방이나 심혈관질환 예방으로 이어질 만큼의 효과인지에 대해서는 아직 검증되지 않았다.

한편 먹는 것을 바꾸는 것만으로도 생활 습관병을 상당 부분 예방할 수 있다는 점은 이미 입증돼 있다. 이렇게 보면 아직 '먹는 순서'는 '먹는 내용'과 비교할 수 있는 수준까지 도달했다고 보기 어렵다. 먹는 순서를 바꾸는 효과가 식후 혈당 조절을 넘어, 중증 질환 예방 수준까지 미치는지에 대해서는 향후 검증이 필요하다.

또한 당화혈색소가 1% 낮아졌다는 보고(무작위 대조 시험)의 경우, '채소 먼저 먹기를 중심으로 한 식사 지도를 한 경우 vs 식사 지도를 전혀 하지 않은 경우'를 비교했다.[9] 따라서 채소 먼저 먹기의 효과를 검증하려면 '채소 먼저 먹기를 중심으로 한 식사 지도 vs 채소 먼저 먹기 요소를 뺀 식사 지도'를 비교해야 한다. 사소한 이야기처럼 보일 수 있지만, 이렇게 하지 않으면 이 연구 결과가 '채소 먼저 먹기 자체의 효과'를 보여준다고 말하기 어렵다.

실제로 식사 지도 자체는 전 세계적으로 '혈당 저하를 포함해 여러 효과가 조금씩 있다'라는 점이 일관되게 보고돼 있다.[29] 당화혈색소가 1% 낮아졌다는 것은 분명한 효과지만, 그중에서 '일반적인 식사 지도를 제외한 채소 먼저 먹기 지도만의 효과'가 어느 정도였는지는 알 수 없다.

정리하자면 여기서도 극단적인 결론은 내릴 수 없다. "무조건 채소 먼저 먹기를 해야 한다"라거나 "매일 채소 먹기를 해야 한다"라는 주장을 뒷받침할 정도의 근거는 없다. 건강에 해롭지는 않으므로, 이 습관이 본인에게 맞는다면 해도 손해 볼 일은 없을 것이다.

물론 채소 먼저 먹기를 의식하는 것이 (부족한) 채소 섭취량 증가로 이어진다면 건강에 상당히 좋은 영향을 줄 것이다.

다만 그 효과의 크기는 그리 크지 않을 수도 있고, 개인차도 클 것으로 생각된다. "열심히 채소 먼저 먹기를 해봤지만 3개월밖에 못 했다"라면, 인생이라는 긴 시간에서 보면 채소 먼저 먹기는 거의 의미가 없어진다. 3장과 4장에서 설명하겠지만, '열심히 해야만 가능한' 수준으로는 식습관 개선이 오래가지 않는다. 자신의 생활 방식에 맞는 방법을 찾고, 관련 환경을 조정하는 것이 본질이다.

참고로 미국을 포함한 많은 서구권 국가에서는 평소 식사가 단품 요리인 경우가 많아 '무엇을 먼저 먹을까'를 고민할 기회 자체가 거의 없을지도 모른다. 채소 먼저 먹기가 미국의 식사 가이드라인에서 크게 다뤄질 움직임은 현재로서는 없다.

일본이나 한국에서는 주식과 별도로 채소 반찬을 먹는 식습관이 있기 때문에 '먹는 순서'가 하나의 주제가 될 수 있는지도 모른다. 따라서 특별히 별다른 불편함 없이 채소 먼저 먹기를 실천하고 있는 사람이라면 이를 굳이 바꿀 필요는 없다.

고기는 피해야 하는가

이어서 서두에서도 언급했던 '고기'에 대해 생각해 보자. 결국 고기는 피하는 편이 좋을까? 결론부터 말하자면, 가공육이나 적색육의 소비량을 줄이는 것이 평균적으로는 좋지만, 그것을 고기 자체의 악영향이라고 단정 지을 수는 없다. 이를 이해하려면 세 가지 단계가 필요하다. 첫째, 지금까지 과학적으로 제시된 사실들, 둘째, 그런 결과들의 신뢰성에 대한 해석, 셋째, 그것을 실제 생활에 어떻게 적용할 것인가에 대한 이해다. 하나씩 살펴보자.

우선 고기를 생각할 때는 가공육과 비가공육, 그리고 적색육과 백색육을 구분해야 한다. 가공육(햄, 소시지, 베이컨, 숙성육 등)은 암의 원인이 되므로 일상적·습관적으로 섭취하는 것은 피해야 한다(무슨 일이 있어도 피해야 한다는 뉘앙스는 아니다).[30] 그리고 포화지방산을 더 많이 함유하고 있다는 등의 이유로, 적색육(소고기, 돼지고기 등)이 백색육(닭고기 등)보다 건강에 나쁠 가능성이 있다. 이런 전제를 바탕으로 전 세계적으로 소비량이 많은 적색육은 건강에 미치는 영향에 대해 가장 큰 관심의 대상이 되어 왔다.

실제로 매우 많은 연구에서 그 연관성을 조사해 왔다. 전 세계 연구를 종합하면, 적색육을 많이 먹는 집단은 가장 적게 먹는 집단과 비교해 사망률이 13% 정도 높다고 나타났다.[31] 이 결과만 보면 적색육이 건강에 나쁘다고 결론 내릴 수도 있을 것이고, 실제로 많은 '전문가'들이 이런 결론을 지지한다.

하지만 이 분석에는 몇 가지 비판이 존재한다. 하나는 연구 간 차이가 너무 크다는 점이다. 어떤 연구에서는 적색육이 상당히 건강에 해롭다고 하고, 다른 연구에서는 정반대의 결과가 나오기도 했다. 이런 상황에서는 정말로 적색육이 건강에 나쁜지 확신하기 어렵다. 또 제비뽑기처럼 적색육을 먹을지 말지를 정해 그 효과를 보는 방식의 연구(무작위 대조 시험)가 시행되지 않았기 때문에, 앞서 말한 결과가 진짜 인과관계인지 의심스럽다는 지적도 있다.

영양소 측면에서도 적색육은 단백질, 철분, 비타민 B군 등을 풍부하게 함유하고 있어 건강에 좋은 작용을 할 수도 있다. 사실상 앞서 종합한 결과는 '신뢰성이 낮으며', 그 결과만으로 적색육은 건강에 나쁘다는 결론을 내릴 수 없다고 주장하는 과학자들도 있다.[10]

이 연구 결과를 실제 생활에 적용해 해석하려면 '연구를 종합한 결과는 집단의 평균적인 효과를 추정한 것'이라는 사실이 중요하다. 사람에 따라 적색육이 건강에 좋을 수도 나쁠 수도 있다면, 앞서와 같이 상반된 결과가 나오는 것은 당연하다.

여기서 중요한 관점은 '적색육 대신 무엇을 먹고 있는가' '적색육 외에 무엇을 함께 먹고 있는가'라는 점이다.

적색육을 적게 먹는 대신 정크푸드를 먹는다면 오히려 건강에 나쁘다. 반대로 적색육을 많이 먹더라도 채소와 과일을 충분히 섭취하고 좋은 지방을 잘 챙겨 먹고 있다면, 적색육으로 인해 부족해지기 쉬운 영양소가 보완돼 오히려 좋은 방향으로 작용할 수도 있다. 실제로 이런 다양성이 존재한다는 점은 일부 질 높은 연구에서 입증되었다.[32] 이런 관점 없이 '평균'만 이야기하면 '적색육은 건강에 나쁘니 피해야 한다'라는 일방적이고 별로 실천적이지 못한 논의로 흐르기 쉽다.

또한 '양'의 개념도 중요하다. 평소 고기를 거의 먹지 않는 집단을 기준으로 한 비교인지, 아니면 매일 고기를 먹는 집단을 기준으로 한 것인지에 따라 '많이 먹는다'의 의미는 달라진다. 집단마다 기준이 다르니, 그 결과로 나타나는 질병 위험도 달라질 수밖에 없다.

우리의 관심사는 어떻게 식사를 바꿔야 식사로부터 최대한의 이점을 얻을 수 있는가 하는 점이다. 이를 생각할 때 '적색육 섭취'만 따로 떼어 놓고 봐서는 답이 나오지 않는다. 적색육뿐 아니라 식습관 전체를 종합적으로 봐야 한다. 적색육을 많이 먹는 사람은 그것을 다른 단백질원(생선, 콩 등)으로 바꾸는 것만으로도 큰 이점을 얻을 수 있을 것이고, 반대로 단백질 자체가 부족한 사람처럼 경우에 따라서는 적색육을 적절히 활용하는 편이 나을 수도 있다. 이런 점에서 식재료 단독이 아니라 '식사 전체의 구성'을 생각해야 한다.

한편 정부나 WHO가 정책적으로 '적색육 소비를 줄이자'라고 제시하는 것은 과학적이라고 할 수 있다. 정책 결정에서는 무엇보다 '평균적인 효과'가 중요하기 때문이다. 개별 요소를 지나치게 고려하면 큰 방향을 제시하기 어렵고, 너무 세부적인 방침을 내세워도 정책으로서의 실천성을 기대하기 힘들다.

실제로 적색육 소비를 더 잘 관리한다면 전 세계적으로 생활 습관병으로 인한 피해를 상당히 줄일 수 있을 것이다. 개인의 식습관과 정책은 별개의 문제다.

100% 주스는 건강에 나쁠까?

과일이 건강에 좋다는 것은 잘 알려진 사실이며 과학적으로도 입증되었다. 종종 오해를 받기도 하지만, 과일은 식후 혈당을 올리면서도 당뇨병 예방 효과가 있는 것으로 나타났다.[33~36] 즉 '달콤해서 식후 혈당은 올라가지만, 장기적으로는 당뇨병을 예방한다'라는 뜻이다.[11]

당뇨병뿐 아니라 심혈관질환과 암 예방 효과도 일관되게 보고되었으니 많이 섭취해야 할 식재료라고 할 수 있다.[37] 특히 일본인은 과일 섭취량이 적기 때문에 기본적으로는 더 적극적으로 먹을 기회를 찾아야 한다.[*] 놀랍게도 전 세계 사망 원인에 기여하는 요인을 순위로 매기면 '과일 섭취가 적은 것'이 '채소 섭취가 적은 것'보다 상위에 올랐다.[38]

그렇다면 과일 주스는 어떨까. 100% 과즙이 아닌 '달콤한' 주스는 건강에 나쁘다는 점이 실제 연구에서도 나타났다.[39] 여기서 다루고 싶은 화두는 '100% 주스'는 건강에 좋은가 나쁜가 하는 점이다. 어느 나라든 100% 주스는 건강에 좋다고 생각하는 사람이 적지 않은데 과학적으로는 어떨까?

결론부터 말하면 현재로서는 명확히 밝혀지지 않았다. 100% 주스에 대한 연구는 아직 발전 단계다. 대략적으로 말하면 100% 주스는 일반적인 주스만큼 나쁘지는 않으며, 어쩌면 건강에 좋은 측면이 있을 수도 있다. 하지만 '건강한 음료'로 자리매김할 만큼 충분한 과학적 근거는 아직 없다.

물론 과일 섭취량이 부족한 사람에게는 100% 주스가 건강상의 이점을 줄 수도 있다. 생과일을 먹을 수 있다면 그편이 더 건강에 좋지만, 그렇지 못한 사람들이 100% 주스를 보완 식품, 즉 보조 수단으로 활용하는 셈이다(애초에 그런 개념으로 개발되었을 것이다).

실제 연구를 살펴보면 전반적으로는 100% 주스가 건강에 좋다는

---

[*] 한국인의 하루 평균 과일 섭취량은 약 110g 수준으로 보고되며, 이는 일본의 평균 과일 섭취량(약 90g)보다 다소 높은 편이지만, 영양 정책상 채소와 과일을 합해 하루 약 500g 이상 섭취를 권장하는 것과 비교하면 실제 과일 섭취량은 여전히 부족하다고 볼 수 있다.

결과를 보여준 경우가 더 많아 보인다.[40] 예를 들어 오렌지 주스는 장내 미생물총에 긍정적인 영향을 주고 포도 주스는 혈관 기능이나 인지 기능에 도움이 될 가능성이 제시되었다. 다만 아직 수준 높은 연구가 그리 많지 않으며, 향후 추가적인 검증이 필요한 분야다.

주스의 종류에 따라 효과는 크게 달라질 수 있으며, 기본적으로 어떤 식사를 하고 있는지에 따라서도 그 의미는 달라진다. 오렌지나 귤을 이미 충분히 먹는 사람이 오렌지 주스를 마신다면 건강 효과를 거의 기대하기 어려울 것이다. 반대로 과일이나 채소를 거의 먹지 않는 사람이 오렌지 주스를 마신다면 부족한 영양소가 어느 정도 보충되어 건강에 도움이 될 수도 있다.

한편 특히 어린이가 주스를 너무 많이 마셔 비만이 되는 현상은 세계적인 문제로 꼽히며, 여기에 100% 주스가 일부 기여했을 가능성도 있다.[41] 그렇기에 식재료와 마찬가지로 100% 주스에 대해서도 '좋다/나쁘다'로 명확히 이분법적 결론을 내릴 근거는 없다고 할 수 있다.

이상적으로는 주스보다 생과일이 더 낫다. 여기서 '낫다'라는 것은 건강 효과가 입증돼 있다는 의미다. 그리고 설탕이 첨가된 주스는 피하는 편이 좋다.

다만 과일을 먹는 식습관을 도저히 만들기 어려운 사람에게는 100% 주스를 마시는 것이 과일 섭취를 일부 보완하는 수단이 될 수도 있고 아닐 수도 있다. 음료에는 차나 커피처럼 건강에 이롭다는 근거가 확립된 선택지도 있으므로 100% 주스를 마신다면 자신의 식습관에 맞게 현명하게 활용하는 것이 바람직하다.

채소 주스는 채소를 대신할 수 없다

채소 주스나 녹즙(이하 통칭하여 '채소 주스') 역시 100% 과일 주스와 마찬가지로 아직 충분히 연구가 된 것은 아니다. 하지만 '채소 섭취가 부족하니까 채소 대신 채소 주스를 마신다'라는 생각의 타당성에는 주의가 필요하다. 애초에 채소 주스는 음료이며, 음식인 채소를 대신할 수는 없다. 이 점은 3장에서도 다루지만, 매우 중요한 내용이므로 여기서 조금 더 자세히 설명하겠다.

'식단을 바꾸면 건강에 영향을 미친다'라는 과학적 사실은, '먹는 내용의 구성을 바꾸면' 여러 질환의 발병 위험이 변함을 의미한다.

아주 단순화해서 예를 들어 보자. 식사 구성이 '고기 50%, 쌀 40%, 채소 10%'인 사람이 있다고 하자. 이 사람은 분명 고기 비중이 높고 채소 섭취가 부족하다. 이 식사 구성에서 고기를 20% 줄이고 대신 채소 섭취를 20% 늘린다면 '고기 30%, 쌀 40%, 채소 30%'가 된다.

이렇게 되면 식습관을 바꾸기 전과 비교해 식사의 건강 효과가 높아졌을 것으로 추정된다. 이것이 식습관 개선의 기본적인 사고방식이다. 즉 '각 식재료의 비율을 어떻게 바꿀 것인가'가 본질이다. 그렇기 때문에 단일 식재료에만 주목해서는 좋은 시사점을 얻을 수 없다.

그런데 채소 주스는 음료다. 채소 주스를 마시면 식사의 비율은 어떻게 바뀔까. 아마도 그 덕분에 식사로서의 채소 섭취량이 늘어나는 경우는 드물 것이다. 오히려 채소 섭취량이 줄어들 수도 있다.

후자라면 주객이 전도되는 셈이다. 지금까지의 연구가 보여준 것은 '식사로 채소를 많이 먹을수록 건강에 좋다'라는 점이기 때문이다. 식사로 채소를 많이 먹는다는 것은 '채소 섭취를 늘리고, 그 밖의(아마 건강에 좋지 않은) 식재료 섭취를 줄인다'라는 행동을 뜻한다. 채소 주스는 음료 형태이기 때문에, 실제 채소를 먹는 것과는 건강에 미치는 영향이 다를 수밖에 없다.

그렇다고 채소 주스의 건강 효과 자체를 부정하는 것은 아니다. 채소 주스의 성분이나 만드는 방식에 따라 달라질 수 있다. 정말로 채소 주스의 성분이 채소와 유사하다면 건강에 좋은 영향을 줄 가능성은 있다. 채소 자체가 건강에 좋은 만큼 그 추출물이 건강에 좋다는 설명은 영양소 관점에서도 성립한다. 여기서 '가능성'이라고 한 이유는 과학적으로 아직 입증되지 않았기 때문이다.

예를 들어 채소 주스는 채소만큼 식이섬유를 많이 포함하고 있지 않고, 많은 채소 주스에는 첨가물이 들어간다. 이런 점을 모두 고려했을 때 실제로 인간의 건강에 어떤 영향을 미치는지는 아직 충분히 밝혀지지 않았다.

채소 주스는 음료이므로 대부분의 경우 '무언가를 대신해 마시는 것'이라는 위치에 놓인다. 바로 '무엇을 대신해 마시는가'가 매우 중요하다. 채소 성분에 가까운 채소 주스를 설탕이 많이 든 음료 대신 마신다면 건강에 좋은 효과가 있을 가능성이 크다.

반면 설탕이 첨가된 채소 주스를 녹차 대신 마신다면 이야기가 다르다. 녹차 자체가 건강에 좋다는 사실이 이미 입증되어 있으므로 이 선택은 오히려 건강에 부정적으로 작용할 수도 있다.[42~43] '채소 주스를 마시는 편이 건강에 좋은가'라는 질문 역시 다른 식사 관련 질문과 마찬가지로 예, 아니오로 단순하게 답할 수 있는 문제가 아니다.

이렇게 생각하면 채소 주스의 위치가 조금 더 분명해질지도 모른다. 예를 들어 다음 같은 점을 생각해 볼 수 있다. 다만 채소 주스에 관한 연구가 거의 없으므로 참고 수준이며 가설도 포함돼 있다.

- 식습관 개선을 목표로 한다면 채소 주스가 나설 자리는 별로 없다 (주스는 식사가 아니기 때문이다).
- 이미 다양한 채소를 충분히 먹고 있는 사람이 채소 주스를 추가로 마셔서 얻을 효과는 크지 않다.
- 아무리 해도 채소 섭취를 늘리기 어려운 사람이라면 채소 주스를 보조제처럼 사용하는 것도 그리 나쁘지는 않다.
- 채소 주스를 보조제로 쓸 경우 채소 주스를 마시는 대신 '건강에 나쁜 음료'의 양을 줄일 수 있다면 더 좋다.
- 채소 주스를 고른다면 가능한 한 첨가물이 적고 생채소에 가까운 것을 선택하는 게 좋다.

한편 '채소 목표 섭취량 350g 중 현재 250g 정도를 먹는 사람이 더 이상 섭취량을 늘리기 힘들어 채소 주스를 마셔야 하는가?'라는 질문에 대해서는 현재로서는 과학적 답이 존재하지 않다. 이런 질문이야말로 앞으로 새로운 연구가 필요한 영역이다.

참고로 애초에 일률적인 '채소 350g'이라는 기준은 이해하기 쉽도록 만든 결과일 뿐이다. 원래는 체격에 따라 섭취 목표량이 달라야 하지만, 그렇게 따지면 너무 복잡해지기 때문에 가이드라인에서는 따로 제시하지 않는 것이다.[12]

당근에 대한 논란

베타카로틴β-carotene은 체내에서 비타민 A로 전환되는 영양소다(이하 비타민 A로 통칭한다). 영양학 연구자들 사이에서는 널리 알려진 사실인데, 이 비타민 A 영양제가 사망률과 폐암 위험을 높인다는 결과가 대규모 연구(무작위 대조 시험)로 밝혀졌다.[44] 이는 근거 수준이 매우 높은 연구 결과다.

이 결과 때문에 실제로 '비타민 A와 (비타민 A가 많은) 당근은 피해야 한다'라고 해석하는 사람들도 있다. 하지만 당근은 채소이며, 특히 녹황색 채소의 한 축을 이루는 중요한 식재료다. 과학적으로는 어떻게 해석하는 것이 맞을까.

여기까지 읽었다면 알겠지만, 결론부터 말하면 '비타민 A에 관한 연구 결과를 당근 같은 음식에 그대로 적용할 수는 없다'. 해당 연구가 말해주는 것은 '비타민 A 영양제를 매일 고용량으로 섭취했을 때 사망 위험이 소폭 증가한 집단이 있었다'라는 사실이다. 따라서 그런 방식의 영양제 섭취는 피하는 것이 바람직하다는 데에는 큰 이견이 없다(사실 세부적으로 따지면 논의의 여지는 있지만, 여기서 다룰 주제는 아니다).

하지만 사망률을 높인 것은 고농도의 비타민 A 영양제였지, 음식에서 섭취하는 영양소로서의 비타민 A가 아니다. 식사를 통해 비타민 A를 많이 섭취하면 건강을 해친다는 과학적 근거는 현재까지 없다.[13~14] 오히려 비타민 A는 원래 음식으로 섭취해야 하는 영양소로, 전혀 섭취하지 않으면 결핍증이 발생해 건강에 문제가 생길 수 있다.

당근을 어떻게 볼 것인가는 또 다른 차원의 문제다. 비타민 A는 당근에 들어 있는 수많은 영양소 중 하나일 뿐이며, 당근에는 식이섬유, 비타민 C, 엽산 등 건강에 중요한 영양소도 함께 들어 있다.

그리고 근본적으로 중요한 점은, 당근은 식사의 구성 요소 중 하나지만 영양제는 식사가 아니라는 것이다. 주스 이야기와 마찬가지다. 비타민 A 영양제를 추가해도 식단의 구성은 달라지지 않지만, 당근 섭취량이 늘어난다는 것은 식단 자체가 바뀐다는 뜻이다. 즉 당근을 더 먹는 만큼, '덜 먹게 되는 무언가'가 반드시 있을 것이다. 그것이 고기나 과자라면, 당근을 늘리는 것의 건강 효과는 더욱 분명해진다.

물론 다른 채소는 거의 먹지 않고 당근만 편식한다면 추가적인 이점을 기대하기는 어렵겠지만, 그렇게 먹는 사람은 아마 거의 없을 것이다. 이처럼 비타민 A 영양제와 당근은 애초에 같은 선상에서 비교할 대상이 아니다.

'비타민 A 영양제가 건강에 악영향을 미쳤다'라는 이야기는 예방 의학 전문가들 사이에서 비교적 잘 알려진 사례다. 이는 서양 의학이 '무작위 대조 시험'이라는 '약이 듣는지 안 듣는지 흑백을 가리기 위한 임상 시험' 결과에 의존하기 때문이다.

신약이 개발되면 그것이 기존 치료제보다 효과가 더 좋은지를 대규모로 검증하는데, 이것이 바로 '임상 시험'이라 불리는 대규모 무작위 대조 시험이다. 결과적으로 신약의 효과가 더 크면 보건 당국이 그 약을 승인하고, 그 결과를 그대로 해석하여 임상 현장에서 사용한다. 예를 들어 특정 표적 항암제가 기존 치료보다 뚜렷한 효과를 보였다면, 그 약은 해당 질병 치료에 유효하다고 (서양 의학적으로) 해석하는 식이다.

영양제 역시 약의 임상 시험처럼 무작위 대조 시험으로 효과를 판정한다. 그 해석도 임상 시험처럼 (단순하게) 이루어지기 때문에, 비타민 A 영양제를 섭취한 집단에서 사망률이 높아졌다는 결과가 나오면 '비타민 A 섭취는 건강에 해롭다'라는 단순한 결론으로 이어지기 쉽다.

하지만 음식은 영양제와 다르다. 영양제를 통해 특정 영양소를 단독으로 섭취하는 것과 음식으로 다양한 영양소를 함께 섭취하는 것을 같은 기준으로 비교하는 것은 완전히 잘못된 일이다. 설령 영양제의 효과(혹은 해악)가 무작위 대조 시험으로 밝혀졌다 해도, 그 결과를 그대로 식단 전체의 문제로 연결 짓는 것은 결코 단순한 일이 아니다. 음식을 생각할 때 흑백 논리처럼 '좋다' '나쁘다'로 나누기는 거의 불가능하며, 이런 해석은 과학적으로도 타당하지 않은 경우가 많다.

"인공감미료＝나쁘다"라고 단정할 수 없다

인공감미료를 둘러싼 평가는 지금도 엇갈린다. 인공감미료란 '다이어트 ○○'나 '칼로리 제로 ○○' 같은 음료·식품에 널리 사용되는 성분으로, 극히 적은 양으로도 강한 단맛을 낼 수 있는 물질이다.[15]

최근 WHO가 '인공감미료를 다이어트 목적으로 사용하는 것은 바람직하지 않다'라는 성명을 발표한 일도 있어, 인공감미료는 위험하다고 생각하는 사람도 상당히 많을 것이다.[45] 한편으로는 설탕을 대체하는 감미료로 이미 일상에 자리 잡은 만큼 '설탕보다는 낫지 않겠느냐'라고 생각하는 사람도 많다. 그렇다면 현재까지 확인된 과학적 근거는 무엇일까.

먼저 분명한 사실부터 정리하면, 인공감미료를 섭취해도 설탕처럼 즉각적인 혈당 상승은 일어나지 않는다(장기적인 당뇨병 발생에 대해서는 별도의 논점이다. 또 설탕이 들어간 음료 대신 인공감미료 음료를 마시면 단기적인 체중 감소에는 도움이 된다는 연구 결과도 다수 보고되었다).[46~48]

반면 WHO의 성명은 장기적인 영향에 초점을 맞추고 있으며, 이 부분에 대해서는 의견이 갈린다. 즉 과학적으로 인공감미료가 건강에 좋은지 나쁜지는 아직 명확히 밝혀지지 않았고, WHO의 성명은 그런 불확실한 상황에서 공적 기관이 어떤 입장을 취했는가를 보여주는 사례다.

WHO가 '권장하지 않는다'라는 성명을 낼 때 근거로 든 논문 가운데 하나는 '인공감미료 섭취량이 많은 사람이 심혈관질환 위험이 더 높았다'라는 내용이었다.[49] 그러나 이것이 '인공감미료 때문에 심혈관질환 위험이 높아진 것'인지, 아니면 '원래 심혈관질환 위험이 높은 사람이 인공감미료를 많이 섭취한 것일 뿐인지'는 아직 명확히 결론이 나지 않았다.

이 두 해석은 같은 연구 결과에서 나왔음에도 완전히 상반된 주장이라 매우 신중해야 한다. 후자의 해석이 가능해지는 이유는 비교적 단순하다. 전 세계에는 설탕을 많이 섭취해 비만이 된 사람들이 매우 많고, 이들은 대체로 설탕 섭취가 건강에 좋지 않다는 사실을 이미 알고 있다. 그 결과 건강을 의식해 설탕이 들어간 음료 대신 인공감미료가 들어간 '다이어트 ○○'를 더 자주 선택하는 경향이 나타난다. 이렇게 되면 비만한 사람, 즉 심혈관질환 위험이 높은 집단에서 인공감미료 섭취량도 함께 높아지는 상황이 자연스럽게 형성된다.

이는 비만뿐 아니라 혈당이 높은 사람에게도 해당한다. 혈당이 높기 때문에 설탕 대신 인공감미료를 선택하는 것이다. 이런 상황에서는 어떤 정교한 통계 분석을 해도 '인공감미료 자체의 영향인지 아니면 원래의 건강 상태 때문인지' 구분하기가 쉽지 않다.

이 문제를 명확히 하려면 설탕 음료와 인공감미료 음료를 무작위로 배정해 장기간 마시게 한 뒤 신체 변화를 추적하는 무작위 대조 시험이 필요하다. 실제로 약 2년 동안 이런 실험을 진행해 체중 변화나 여러 생체 지표를 관찰하는 연구가 진행 중이다.[50] 2년은 아주 장기라고 하기는 어려워서 심혈관질환처럼 수십 년에 걸쳐 나타나는 질병의 예방 효과를 평가하기에는 부족하지만, 지금까지는 그런 데이터조차 없었던 것이 사실이다. 결국 더 많은 연구 결과가 축적되어야 판단이 가능해질 것이다.

이런 상황에서 어떤 선택을 할지는, 현시점에서는 어느 정도 개인의 주관이 개입될 수밖에 없다. WHO는 상당히 보수적인 관점에서 인공감미료 섭취를 권장하지 않는다는 성명을 냈다. 반면 하버드대학교 영양역학과는 다른 견해를 보인다.[51] 개인적으로는 아직 명확히 결론이 나지 않았다는 점을 전제로, 인공감미료를 과도하게 두려워할 필요까지는 없다고 본다.[16] 설탕이 들어간 음료가 건강에 해롭다는 점은 입증되어 있으므로, 그보다 더 큰 위험이 있을 가능성은 크지 않다고 생각한다.

다만 선택지가 있다면 인공감미료 음료보다는 물이나 탄산수, 차나 커피가 더 나을 것이다. 이것 역시 인공감미료가 '선이냐 악이냐'의 문제가 아니라, 그것과 비교하는 대상이 무엇인가 하는 점이 핵심이다.

술에 관한 여러 가지 설

술과 건강의 관계는 오래전부터 꾸준히 연구되었다. 그 과정에서 과학적으로 타당하다고 여겨지는 견해가 형성되기도 했지만, 여전히 결론이 나지 않은 부분도 적지 않다.

흔히 '술은 백약의 장'이라는 말을 하는데, 이는 단순한 속설만은 아니다. 실제로 심혈관질환(심근경색이나 뇌졸중 등)을 예방하는 효과가 있다는 논문들이 다수 존재한다. 이런 연구들을 바탕으로 2001년 미국심장학회는 다음과 같은 성명을 발표했다.[52]

하루 1~2잔 정도의 음주는 심혈관질환을 예방한다는 사실이 일관되게 보고되었다. 그러나 인과관계가 명확하지 않으므로 구체적인 음주량은 환자와 의사가 상의하여 결정해야 한다.

소량의 알코올 섭취가 심혈관질환 예방으로 이어질 수 있다는 것이 아마도 사실일 것이라는 뉘앙스다. 동시에 '술은 암 발생과 관련이 있다(발암성이 있다)'라는 말도 반복해서 제기되어 왔다. 특히 술을 많이 마실수록 구강암, 후두암, 인두암, 식도암, 대장암, 간세포암, 유방암의 발생 위험이 증가한다는 결과가 일관되게 나타났다.[53] 결과적으로 알코올은 IARC(국제암연구소)가 지정한 '1군 발암물질'로 분류되어 있다.[54] 다시 말해 음주가 암의 원인이라는 점은 과학적으로 상당히 확실한 사실이다.

이런 배경 속에서 연구자들 사이에서는 소량의 음주는 '심혈관질환 위험을 낮출 수 있는 반면, 암 발생 위험을 높일 가능성이 있다'라는 인식이 어느 정도 상식으로 통했다. 결국 술을 마실지 말지는 개별적으로 결정해야 할 문제였고, '술은 무조건 나쁘다'라거나 '조금은 마시는 게 좋다'라고 단정하기는 어려웠다.

그러던 중 2018년, 매우 권위 있는 의학 학술지인 〈랜싯 The Lancet〉에 '술은 소량이라도 건강에 나쁘다'라는 연구 결과가 발표되며 큰 반향을 일으켰다.[55] 이 연구는 195개국, 592개 연구 결과를 종합한 대규모 분석으로 신뢰도가 매우 높은 편이다. 이 결론만 접한 상당수의 사람이 '술은 아주 조금만 마셔도 해롭다'라고 받아들였고, 실제로 해당 연구 결과는 큰 뉴스가 되었다.

여기까지 읽은 독자라면 분명히 알겠지만, 이 논문의 핵심은 195개국(거의 전 세계)의 데이터를 사용하여 '인류 전체의 평균 효과를 분석했다'라는 점에 있다. 참가자가 다양하고 인원수가 많으면 더 신뢰도 높은 결론과 보편적인 결과를 도출할 수 있다.

이 연구 결과를 좀 더 정확하게 해석하자면 다음과 같다. 모든 나라를 평균했을 때, 소량의 알코올 섭취는 전혀 마시지 않는 경우에 비해 심혈관질환으로 인한 사망 위험을 약간 낮추는 반면, 결핵이나 교통

사고, 유방암을 포함한 23개 질환으로 인한 사망 위험을 높여 종합적으로는 인구 10만 명당 약 4명의 사망에 기여한다는 것이다.

상황은 국가마다 다르다. 예를 들어 개발도상국과 비교했을 때, 일본에서는 '결핵으로 인한 사망'은 그리 큰 비중을 차지하지 않는다. 2018년 일본 후생노동성 집계에 따르면 결핵 사망자는 2204명으로 인구 10만 명당 1.8명이다.[17][56] 반면 WHO 보고에 따르면 전 세계적으로 매년 약 150만 명이 결핵으로 사망하며, 이는 인구 10만 명당 19명에 달한다.[57] 일본에서는 알코올 섭취가 결핵 사망 위험에 미치는 영향이 크지 않다는 것을 알 수 있다.

이 논문이 시사하는 핵심은 음주가 '심혈관질환의 발병 및 사망 위험을 낮춘다'라는 점과 '특정 암의 발병 및 사망 위험, 교통사고 위험을 약간 높인다'라는 점이다. 이를 고려하면 사람에 따라 음주 권장량이 달라져야 한다.

여담이지만, 사실 알코올과 심혈관질환의 인과관계 자체도 아직 완전히 결론이 난 것은 아니다. 앞서 언급한 연구 발표 이후, 중국인을 대상으로 한 질 높은 연구에서는 음주가 심근경색을 예방하지 못하며 오히려 출혈성/허혈성 뇌졸중 위험을 높인다는 결과가 나왔다. 유럽에서 진행된 연구들에서도 음주가 뇌졸중 위험을 높이는 것으로 나타났다.[58~60] 즉 실제로는 음주가 심혈관질환 예방에 도움이 되지 않는다는 연구도 존재한다.

설령 알코올이 심혈관질환 예방에 도움이 된다 해도 그 효과는 크지 않을 가능성이 높다. 그리고 당연하게도 알코올은 과도한 칼로리 섭취로 이어져 비만의 원인이 된다. 많은 사람에게 평균적으로 중요한 것은 얼마나 술을 마실 것인가가 아니라 얼마나 음주량을 줄일 것인가다. 음주는 습관이 되어 마시는 경우가 많기 때문에, 이런 경우에는 주변 환경을 조정해 음주량을 줄이는 것이 권장된다.

술을 좋아하는 사람에게도 과도한 음주는 분명히 건강 위험이 되므로, 한 번에 마시는 양을 줄이는 일은 매우 중요한 과제다. 이 역시 의지력에만 기대지 않는 접근이 필요하며, 환경을 활용해 식습관을 바꾸는 구체적인 방법은 4장에서 설명한다.

<table>
<tr><td>건강 한 스푼</td><td>

맥주 vs 와인

맥주와 와인 중 어느 쪽이 더 건강에 좋을까? 오랫동안 이어져 온 논쟁이다.

영양 성분을 근거로 "레드와인은 폴리페놀이 풍부해 건강에 좋다"라고 말하는 사람도 많다. 하지만 폴리페놀은 맥주에도 들어 있으며, 설령 함량 차이가 있다 해도 레드와인의 건강 효과를 그대로 폴리페놀 덕분이라고 말하기는 어렵다.[61]

맥주와 와인을 직접 비교한 연구들도 여럿 있지만, 결과는 한 방향으로 모이지 않는다. 두 술 사이에 유의미한 차이가 없었다는 연구도 있고, 맥주가 더 낫다고 한 연구, 와인이 더 낫다고 한 연구도 있다.[62~67] 다만 이런 연구들이 과연 맥주 자체의 효과, 와인 자체의 효과를 정확히 추정했는지에 대해서는 의문이 남는다. 맥주와 함께 먹는 음식과 와인과 함께 먹는 음식은 대체로 다르며, 여기에 문화적 요인까지 겹치면
</td></tr>
</table>

변수는 더욱 복잡해진다. '무엇과 함께 마셨는가'를 완전히 배제한 채 분석하는 일은 아무리 정교한 통계 모델을 사용한다 해도 쉽지 않다. 이런 점을 종합하면, 맥주와 와인 중 무엇이 더 건강에 이롭다고 단정할 만한 근거는 아직 충분하지 않다. 결국 내가 더 좋아하는 쪽을 고르면 된다. 혹은 알코올 섭취량을 더 쉽게 조절할 수 있는 쪽을 선택하는 것도 현명할 것이다.

식재료는 식습관이 아니다

이 장에서는 식재료에 관한 여러 연구 결과를 살펴보았다. 서두에서 언급했듯이 메시지는 분명하다. '○○이 건강에 좋다/나쁘다'라는 생각을 버리라는 것이다. 이 메시지를 바탕으로 이번 장의 마지막에서 '식습관'이라는 개념을 조금 더 구체적으로 짚어 보고자 한다.

이 장의 전반부에서는 '영양소는 곧 식재료가 아니다'라는 점을 다루었다. 하나의 식재료에는 수많은 영양소가 함께 들어 있으며, 특정 영양소 하나만으로 그 음식의 건강 효과를 설명하는 것은 지나치게 단순한 접근이라는 이야기다. 영양소는 분명 중요한 관점이지만, 실제 생활에서 적용할 때는 우선 식습관의 최적화를 목표로 삼아야 한다. 그 후에 영양을 축으로 세부 조정을 해 나가는 편이 바람직하다.

물론 영양소 자체에도 건강 효과는 있다. 실제로 이를 영양제로 구현하려는 다양한 연구가 진행 중이다. 자세한 내용은 5장에서 다루겠지만, 여기서 하고 싶은 말은 그런 연구가 활발하게 진행될수록 ‘단일 영양소라도 건강 효과가 있을 것’이라는 기대 역시 커지고 있다는 사실이다. 반대로 영양소라는 관점을 아예 무의미하다고 치부하는 기사나 책도 간혹 보이지만, 그것 역시 음식을 너무 단순화한 해석이라는 점에서는 다르지 않다.

이제 식재료와 식습관의 관계를 생각해 보자. 건강을 생각할 때 더 중요한 것은 개별 식재료보다 ‘식습관’이다. 식습관이란 자신의 평균적인 식사에서 어떤 식재료를 어느 정도의 비율로 섭취하고 있는지를 의미한다.

우리가 하루에 섭취하는 총 열량은 대체로 일정하다(그렇지 않으면 체중이 계속 늘어날 것이다). 그 정해진 틀 안에서 쌀밥이 어느 정도 비중인지, 고기는 얼마나 먹는지 하는 ‘비율’이 바로 식습관이다. 물론 하루하루의 식사는 들쭉날쭉할 수 있으므로, 수개월에서 1년 정도의 평균을 떠올리는 것이 적절하다.

식재료는 고기나 채소처럼 개별적인 식품을 가리킨다. 평균적으로 보면 고기는 건강에 나쁘고 채소는 건강에 좋다고 말할 수 있다. 이런 경향은 많은 연구에서 반복해 확인되었다. 하지만 여기에는 중요한 전제가 하나 있다. 무엇을 더 많이 먹으면, 그만큼 다른 무언가는 덜 먹게 된다는 점이다. 고기를 줄이고 콩을 늘린다면 아마 건강에 좋겠지만, 반대로 고기 대신 과자를 먹는다면 오히려 건강에 나쁠 수도 있다.

이처럼 식재료 하나만 떼어 놓고 생각하는 데에는 분명한 한계가 있다. 우리의 식사는 언제나 여러 식재료의 조합으로 이루어지기 때

문이다. 식습관의 개선을 첫 번째 목표로 삼아야 하는 이유가 여기에 있다.[18]

한눈에 보는 2장

1. '특정 식재료가 좋다 혹은 나쁘다'라는 이분법적 생각을 버려야 한다. 식재료는 수많은 영양소의 복합체이기에, 단일 영양소 하나만 떼어내어 전체의 가치를 판단하는 것은 비과학적이다.

2. 영양소는 식재료 자체가 아니며, 추출된 영양소의 효과가 음식의 효과를 보장하지도 않는다. 영양소 관점의 연구는 식품을 통째로 섭취할 때 일어나는 복잡한 상호작용과 건강 효과를 온전히 설명하지 못한다.

3. 중요한 것은 특정 음식을 먹느냐가 아니라, 그 음식이 '무엇을 대신하고 있는가'다. 건강은 단일 식품의 섭취 여부가 아니라 식단 전체의 구성 비율에 의해 결정되므로, 단순히 고기를 줄이는 것보다 고기 대신 무엇을 먹는지가 핵심이다.

4. 과학적 근거가 보여 주는 평균 수치를 맹신하기보다 개인의 특수성을 고려해야 한다. 적색육이나 술의 유해성은 집단의 데이터일 뿐, 개인의 인종·체질·상황에 따라 실질적인 영향은 전혀 다르게 나타날 수 있다.

5. 명확한 악역을 설정해 공포를 조장하는 마케팅과 사기 의료를 경계해야 한다. 특정 성분의 유해성을 과장해 식품 전체를 부정하는 주장은 대개 과학적 사실을 교묘하게 왜곡한 경우가 많다.

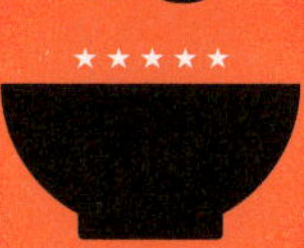

3장

매일 반복해도 지속 가능한 식습관을 만든다

이번 장에서는 '식습관'이라는 개념을 깊이 이해하고, 자신이 지향할 식습관이 무엇인지 아는 것을 목적으로 한다. 건강에 신경 쓰는 사람들은 비타민 C 섭취를 의식하거나, 채소를 먼저 먹거나, 요거트를 매일 빠뜨리지 않고 먹기도 한다. 이런 행동 자체가 나쁜 식행동은 아닐 수 있지만, 식사 전체를 놓고 보면 이런 행동은 '극히 일부'에 불과하다. 식사를 통해 건강 효과를 얻는 데 가장 중요한 것은 '식사 전체가 전반적으로 괜찮은 상태인가'다. 이를 판단하려면 '식습관'이라는 기준이 필요하며, 이 장에서는 이런 과학적 관점을 소개한다.

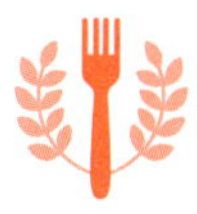

식사는 평생 해야 하는 것

식사를 생각할 때 가장 본질적인 전제는 '식사는 평생 해야 한다'라는 사실이다. 그렇기 때문에 건강에 좋지 않은 식사를 계속하면 그 영향이 쌓여 여러 질병의 원인이 된다. 반대로 말하면, 건강한 식사를 오래 유지될수록 그 효과 역시 시간과 함께 누적된다.

이런 관점에서 보면, 식사와 건강을 논할 때 몇 주나 몇 달 정도의 단기적인 식행동은 그다지 중요하지 않다. 우리가 고려해야 할 시간 단위는 몇 년, 몇십 년이다. 그럼에도 식단 개선이라고 하면 며칠이나 몇 주짜리 계획을 생각하기 쉬운데, 그런 접근은 큰 의미가 없다.

예를 들어 보자. TV나 인터넷 기사를 보면 건강식품에 관한 광고가 끊임없이 등장한다. 가령 '아주 건강에 좋은 시리얼' 광고를 보고 한 봉지를 사 먹었다고 하자. 실제로 건강에 좋다고 가정하더라도, 그 시리얼을 얼마나 오랫동안 먹게 될까? 대개는 일시적이거나, 길어야 몇

주에서 몇 달 정도일 것이다. 그 광고를 계기로 매일 아침 같은 시리얼을 먹는 습관이 생길 가능성은 그리 크지 않다. 물론 예외는 있겠지만, 대체로는 그렇다.

우리가 일상적으로 반복하는 식사, 즉 식습관은 개인의 취향이나 건강 의식만으로 결정되지 않는다. 어떤 식재료와 식품을 쉽게 구할 수 있는지, 주변에 어떤 식당이 있는지 같은 환경적 요소, 직장이나 가족 등 가까운 사람들이 무엇을 먹는지, 어린 시절에 형성된 식습관, 식품 가격, 바쁨과 스트레스 같은 현실적인 조건들이 복잡하게 얽혀 만들어진 결과다. 자극적인 광고에 마음이 움직였다고 해도, 그로 인한 식행동의 변화는 대부분 단기에 그친다.

건강을 위해 식습관을 개선하려면, 자신이 '습관적으로' 어떤 음식을 먹고 있는지 인식하고, 개선할 여지를 찾은 다음, 시행착오를 거쳐 조금씩 조정해 나가는 과정이 필요하다. 우리는 스스로 식사를 선택하고 있다고 생각하지만, 실제로는 '그 식사를 선택하도록 만들어진 환경과 패턴' 안에서 움직이고 있다고 해도 과언이 아니다.

식습관 개선의 출발점은 이 패턴을 얼마나 명확하게 자각하느냐에 달려 있다. 자신이 왜 그 식사를 선택하게 되었는지를 이해하고, 그런 선택을 하지 않도록 틀을 만드는 것이 본질이다. 이 과정 없이 TV나 인터넷 기사광고에 반응해 특정 식품의 섭취를 늘려 봐야, 대부분은 습관의 일부로 자리 잡지 못하고 흐지부지 끝난다.

오히려 이런 광고와 건강 정보는 '건강에 좋지 않은 식습관을 그대로 두어도 된다'라는 핑계가 되기도 한다. 2장에서 살펴보았듯이, 와인이 건강에 미치는 영향에는 아직 불분명한 부분이 많고 개인차도 크다. 그럼에도 '와인은 건강에 좋다'라는 메시지만 받아들여 음주를 합리화하는 것은 분명 위험한 태도다.

사실 어떤 식품이나 식재료든 특정 영양소만 떼어 놓고 보면 건강에 '좋다' 혹은 '나쁘다'라는 주장을 얼마든지 만들어 낼 수 있다. 그렇기에 특정 식품이나 식재료를 소재로 한 건강 기사에는 늘 주의가 필요하다. 식사를 통해 얻을 수 있는 건강 효과를 최대화하려면, 이런 정보에 현혹되지 말고 본질적인 '식습관' 개선에 집중해야 한다.

'하루 3끼'가 아니라 '일주일 21끼' 단위로 생각한다

식사는 평생 해야 하기 때문에 세부적인 차이는 오차 범위로 볼 수 있다. 이런 관점에서 보면 우리가 흔히 말하는 '건강에 나쁜' 식행동은 큰 문제가 되지 않는다. 그것이 '식습관'으로 굳어지지 않는 한 말이다. 몇 가지 예를 들어 보자.

나는 일본 라멘을 무척 좋아해서 일본에 잠시 머물 때면 제일 먼저 라멘집부터 찾는다. 라멘은 '건강에 나쁜 음식'으로 자주 도마에 오르는데, 그렇다면 '가끔 먹는 라멘'까지도 정말 문제가 될까?

예를 들어 주 1회 라멘을 먹는다고 치자. 하루 세 끼를 먹는 사람 기준으로 21번 중 1번이다. 채소가 듬뿍 들어 있다면 당연히 좋은 채소 공급원이 된다. 신경 쓰이는 부분은 염분인데, 라멘 한 그릇에 6g 정도라고 한다. 다만 이것은 국물을 다 마셨을 때의 이야기이며, 국물을 남기면 어느 정도 염분 제한이 가능하다. 염분이 많은 편인 음식인 것은 분명하지만, 나머지 20번의 식사로 충분히 조절할 수 있는 수준 아닐까? 최근에는 통밀면을 사용하는 가게도 일부 유행하고 있는데, 이런 선택을 한다면 통밀의 장점도 함께 얻을 수 있을 것이다.

만약 평소에 염분 조절을 충분히 하고 있지만 채소를 먹을 기회가 적은 적다면, 채소를 듬뿍 얹은 미소 라멘 한 그릇은 오히려 나쁘지 않은 선택이 될 수도 있다.

건강에 관심이 많은 사람일수록 세 끼를 모두 '제대로' 챙겨 먹고 싶어 한다. 하지만 매번 주메뉴와 반찬, 국까지 균형 있게 준비하는 일은 현실적으로 상당히 어렵다. 여기에 영양소 계산까지 더해지면 식사 준비만으로도 하루가 벅차게 느껴질 수 있다(나는 도저히 그렇게는 못 한다).

물론 정성스럽게 차린 균형 잡힌 식사는 맛도 있고 건강에도 도움이 된다. 하지만 장기적인 관점에서 건강에 미치는 영향을 생각한다면, 오히려 중요한 질문은 '어떻게 적당히 요령을 피우며 계속할 것인가'다. 4장에서 자세히 다루겠지만, 식사는 평생 하기 때문에 '힘들이지 않고도 지속할 수 있는 좋은 식습관'을 만드는 것이 핵심이다.

예를 들어 야채가 많이 들어간 볶음밥이나 두부를 활용한 식사는 그것만으로도 충분히 건강한 한 끼가 된다. 현미를 사용한다면 추가로 다양한 미량 원소를 섭취할 수 있다. 된장국 같은 국물 요리를 곁들이지 않는 것은 오히려 저염이라는 측면에서 긍정적으로 작용한다.[1] 만약 뭔가 부족하다고 느껴진다면 플레인 요구르트에 과일이나 오트밀을 넣어 먹어도 좋다. 개인적으로는 바나나와 요구르트를 섞은 조합을 자주 먹는데, 준비하는 데 30초도 걸리지 않는다.

가끔 햄버거나 라면을 먹는다고 해서 전체적인 식습관이 크게 흔들리지는 않는다. 하루 세 끼를 완벽하게 균형 맞출 필요도 없다. 어떤 날은 채소가 부족하고, 어떤 날은 단백질이 적어도 괜찮다. 결국 중요한 것은 '평균적으로 어떤 식습관을 유지하고 있는가'이므로, 너무 힘주지 말고 편안한 마음으로 메뉴를 구성해도 된다.

'일주일 21끼 중 몇 끼의 불건강한 식행동을 하고 있는가'라는 관점이 중요하다. 식재료 기준으로 보자면, 일주일에 한 끼 정도면 적은 편이고, 7끼(거의 매일)라면 많은 편이라고 생각해도 무방하다.[2]

결론적으로 어쩌다 한 번 먹는 음식은 무엇이든 크게 상관없다. 우리의 건강을 좌우하는 가장 큰 요소는 반복되는 '기본 식습관'이다. 이 기본이 되는 식습관을 조금씩 바꿔 나가는 것이 바로 식사를 통해 건강 효과를 극대화하는 방법이며, 이 책이 전하고자 하는 식습관 개선법이다.

최강의 다이어트 식단

여기서 다이어트 식단에 대해 생각해 보자. '○○ 다이어트'가 유행하는 일은 늘 반복된다. 베스트셀러 책이나 유명인의 성공담이 기폭제가 되는 경우가 많지만, 이런 방식은 잠깐 반짝하다 사라진다. 솔직히 대부분의 사람에게 근본적인 해결책이 되지는 않는다.

과연 어떤 식사법이 체중을 가장 많이 줄일 수 있을까? 과학적으로도 중요한 이 질문의 해답을 찾기 위해 오래전부터 다양한 연구가 이루어졌고 꽤 많은 근거가 쌓여 있다. 요약하자면, 평균적으로 가장 중요한 것은 '칼로리를 줄이는 것'이다. 허탈할 만큼 당연한 이야기다.

이와 관련해 칼로리를 줄이는 전략에 관해서는, 하나의 큰 관점으로서 '무엇을 줄일 것인가'에 대한 연구가 꾸준히 이루어져 왔다. 우리가 섭취하는 칼로리는 탄수화물, 단백질, 지방에서 온다. 일본에서 주류인 방식은 탄수화물을 줄이는 저탄수화물 다이어트다. 이 방법은 지금도 꾸준한 인기를 누리고 있다. 탄수화물을 줄이면 자연스럽게 단백질이나 지방의 비율이 높아진다.

어떻게 칼로리를 줄일 것인가 하는 이야기는 결국 탄수화물, 단백질, 지방을 어떻게 배분할 것인가로 귀결된다. 저탄수화물인가, 저단백질인가, 아니면 저지방이 좋은가. 이런 식사법을 무작위로 배정하여 체중 감소 효과를 비교하는 실험(무작위 대조 시험)이 이루어져 왔다. 결과적으로 평균을 내보면, 어떤 방법이든 체중 감소 효과는 대체로 비슷하다는 결론이 났다.[1~2]

하지만 각 다이어트에 대한 반응에는 상당한 개인차가 나타났다. 특히 유전자에 따른 차이가 무시할 수 없을 정도로 나타난다. 예를 들어 유전적으로 비만 위험이 높은 사람은 고지방 식단보다 고단백·저탄수화물 식단에서 체중 감량 효과가 더 크다는 연구 결과도 있다.[3]

다만 현실적으로 대부분의 사람은 자신의 유전자 정보를 알지 못하며, 이런 연구들 역시 주로 서구권을 대상으로 이루어졌다는 한계가 있다. 이 결과가 우리에게 그대로 적용될지는 확실하지 않다. 따라서 현재 시점에서 비교적 자신 있게 말할 수 있는 결론은 이렇다. '사람마다 잘 맞는 다이어트 식단은 상당히 다르지만, 평균적으로 보면 어느 것이나 큰 차이가 없다'라는 점이다.

조금 맥이 빠지는 결론처럼 느껴질 수도 있다. 하지만 여기에는 매우 중요한 포인트가 숨어 있다. 어떤 다이어트 식단이든, 실제로 지키지 못하면 체중 감량도, 건강 효과도 얻을 수 없다는 사실이다.

예를 들어 앞서 언급한 연구에서 제비뽑기로 "당신은 2년간 고단백 식단을 따르세요"라고 정해졌다고 하자. 그런데 그 식단이 입맛에 맞지 않는다면, 얼마 지나지 않아 다른 음식을 찾게 될 것이다.

반대로 고단백 식단이 취향에 맞는다면 충실히 무리 없이 지속할 수 있고 식단의 효과를 얻을 수 있다. 이렇게 생각하면 최강의 다이어트 방법이란 '자신에게 맞는 방식으로 칼로리를 줄이고, 동시에 식사의 질을 높이는 것'이라고 할 수 있다.

식사법은 계속하는 것이 무엇보다 중요하므로 '나에게 맞는가' '내가 좋아하는가' 같은 기준이 본질적으로 중요하다. 이는 베스트셀러에 적혀 있는 문구나 유명인의 극적인 감량 사례와는 거의 상관이 없다.

체중 역시 식사나 운동과 마찬가지로 장기적인 문제다. 체중, 정확히 말하면 체지방량이 높은 상태가 오래 지속될수록 여러 질병의 위험이 높아진다. 반대로 체중이 줄었다 하더라도 그 상태를 유지하지 못하면 건강이라는 관점에서는 큰 의미가 없다. 그래서 최강의 다이어트 식단은 결국 자신에게 맞는 다이어트 식단이라고 할 수 있다.

참고로 일주일에 며칠 '가벼운 단식'을 하는 간헐적 단식도 최근 활발히 연구되고 있다. 이 방법은 '무엇을 먹을 것인가, 먹지 말 것인가'

가 아니라 '어떻게 먹을 것인가'를 다룬다는 점에서 획기적이다. 일주일 중 3일간 칼로리를 제한하는 4:3 단식이 매일 칼로리를 제한하는 것보다 효과적이었다는 보고도 있어 앞으로의 연구가 기대된다.[4]

"균형이 중요하다"라는 말의 본질

예전부터 건강식의 비결로 가장 많이 꼽히는 것이 바로 '균형 잡힌 식단'이다. 일본식 식사는 전통적으로 이 '균형'을 매우 중요한 요소로 여겨 왔다. 현재 일본의 식사 가이드라인 역시 후생노동성이 발표한 '식사 균형 가이드'를 중심으로 구성되어 있으며, 이름 그대로 식사의 균형에 초점을 맞추고 있다.[5]* 세계적으로도 꽤 특징적인 방식이다. 여기서는 왜 식사의 '균형'이 중요한지, 그 본질을 좀 더 들여다보겠다.

애초에 식재료는 수많은 영양소의 집합체이며, 식사가 건강에 미치는 효과 역시 궁극적으로는 영양소의 작용으로 설명할 수 있어야 한다. 하지만 하나의 식재료에 들어 있는 영양소가 워낙 다양하다 보니, 이를 사람을 대상으로 하나하나 검증하는 일은 현실적으로 거의 불

---

* 한국의 경우, 보건복지부와 농림축산식품부가 공동으로 발표한 〈한국인을 위한 식생활지침〉과 한국영양학회가 제정한 〈한국인 영양소 섭취기준KDRIs〉에서 곡류, 채소, 과일, 단백질 식품 등을 다양한 식품군에서 골고루 섭취하는 균형 잡힌 식사를 권장하고 있다. 주요 원칙으로는 채소·과일 섭취 확대, 나트륨·당류 섭취 감소, 적절한 지방 섭취 등이 있다.

가능하다.

그럼에도 대략적으로는, 건강에 좋은 영양소를 필요한 만큼 골고루 섭취하고 건강에 나쁜 영양소 섭취를 최소화한다면 최강의 건강 효과를 낼 것으로 기대된다.[3] 이를 달성하기 위해 반드시 필요한 개념이 바로 '식사의 균형'이다.

예를 들어 채소 섭취를 늘리기 위해 시금치를 매일 대량으로 먹는다고 가정해 보자. 시금치에는 식이섬유, 칼륨, 철, 비타민 C 같은 좋은 영양소가 많이 들어 있다. 하지만 동시에 수산염도 함유하고 있어 과도하게 섭취할 경우 신장결석 위험을 높일 수 있다.[6] 아무리 건강에 좋은 '채소'라도 그것만 계속 먹으면 영양 섭취의 균형이 깨질 수 있다는 뜻이다.

더 나아가 같은 '채소'라는 범주 안에서도 식재료마다 영양소 구성이 상당히 다르다. 특정 영양소의 과잉 섭취를 피하기 위해서라도 여러 종류의 채소를 골고루 먹는 편이 좋다는 결론에 이른다.

해산물도 마찬가지다. 해산물은 오메가3 지방산 같은 질 좋은 지방과 다양한 미량 영양소를 함유한 건강한 식재료로 잘 알려져 있다. 실제로도 생선 섭취가 심혈관질환을 비롯한 여러 질병 예방과 관련이 있다는 사실이 입증되었다.[7~9]

다만 해산물에는 미량의 수은이 들어 있다. 보통의 식습관에서는 크게 문제가 되지 않지만, 만약 특정 어종, 예를 들어 매일 참치류만 잔뜩 먹는다면 생선의 장점과 함께 수은이라는 단점의 영향도 증폭될 것이다.[4] 참치 초밥은 맛있지만, 수은 문제뿐 아니라 염분량도 상당하다. 매일 먹으면 당연히 염분 과다 섭취가 된다.

하지만 생선은 기본적으로 안심하고 먹을 수 있는 건강한 식재료이며, 현대 사회에서 수은으로 인한 건강 피해는 매우 드물다. 오히려 사회적으로는 생선 섭취량을 늘리는 것이 중요한 과제로 여겨진다. 그럼에도 그런 생선조차 편식하면 건강에 해를 끼칠 가능성이 있다는 것이며, 결국 균형이 중요하다는 결론에 도달한다.

이런 관점은 쌀 선택에도 적용된다. 백미와 현미를 비교하면 현미에는 마그네슘이나 칼륨 같은 미량 원소, 비타민 B군, 식이섬유 등 '좋은 영양소'가 훨씬 풍부하다. 현미의 건강상 이점은 매우 많아서, WHO와 여러 국가의 가이드라인은 백미 같은 정제 곡물보다 현미 같은 통곡물Whole grain 섭취를 늘리도록 권고한다. 나 또한 영양적인 이유뿐 아니라 현미의 맛과 식감을 좋아해 집에서 자주 먹는다.

하지만 현미는 백미보다 '비소'라는 발암 물질을 많이 함유하고 있다. 현미 섭취로 인한 건강 피해가 많이 보고되진 않았지만, 비소를 너무 많이 섭취하면 건강에 악영향을 미칠 수 있다. 생산지에 따라 차이는 있지만, 예를 들어 미국에서는 우려할 만한 비소 농도가 검출된 사례도 보고된 바 있다. 일본은 비교적 관리가 엄격하지만, 그래도 정제된 백미에 비해 현미의 비소 농도가 더 높은 것은 사실이다.[510]

앞서 하나의 영양소만으로 식재료를 판단하는 것은 어렵다는 전제를 설명했는데, 여기서 강조하고 싶은 것은 '어떤 식재료든 장단점이 있으니 결국 균형이 중요하다'는 점이다. '현미 = 악'이라거나 '현미 = 선'이라는 식의 단순한 흑백 논리는 복잡한 현실을 제대로 반영하지 못한다는 뜻이다. 백미를 좋아하는 사람이 억지로 전부 현미로 바꿀 필요도 없고, 현미를 일상적으로 먹는 사람이 비소를 걱정해 갑자기 백미로 바꿀 필요도 없다.

평균적으로 보면 통곡물 섭취량이 매우 낮기 때문에 사회 전체로는 현미 비율을 늘리는 쪽이 건강 효과가 더 클 것이다. 하지만 개개인은 각자의 특성을 이해한 뒤 자신의 생활 습관과 기호를 고려해 결정하면 된다.

영양과 식사는 매우 복잡해서 보통은 명확한 정답을 하나로 정리하기 어렵다. 이런 상황에서 '균형 있게 다양한 것을 먹는다'라는 원칙은 여러 영양소의 부정적 영향을 최소화하면서 동시에 건강에 좋은 영양소를 폭넓게 섭취할 수 있는 매우 효율적인 방법이다.

일반적으로 '○○는 먹지 않는 게 좋다' '○○는 먹는 게 좋다' 같은 생각은 지나치게 극단적이다. 이 장에서 살펴본 '식습관'이라는 관점에서 보면, 다양한 식재료를 균형 있게 조합하는 방법이 가장 효율적인 건강 전략이라고 할 수 있다.

음식과 영양제의 결정적 차이

여기서 음식과 영양제(건강 기능 식품)의 결정적인 차이가 무엇인지 짚어 보자. 답은 '영양제는 식사가 아니라는 것'이다.

"그건 너무 당연한 말 아니야?"라고 생각할 수도 있지만, 실제로 많은 사람이 이 지점을 혼동하고 있고 그 때문에 영양제에 관한 정보는 늘 전달되기 어렵다. '영양제는 아무 의미가 없다'라며 잘라 말하는 것 역시 과학적인 태도는 아니다. 영양제의 역할을 명확히 파악하고,

이를 어떻게 잘 활용할지 모색하는 것이 중요하다. 영양제의 과학적 근거에 대해서는 뒤에서 다시 자세히 다루겠다.

식습관을 설명할 때 나는 '각 식재료가 차지하는 구성 비율'이라는 표현을 써왔다. 예를 들어 달걀 섭취량을 줄이려고 할 때, '그 대신 무엇의 섭취량을 늘릴 것인가'라는 관점 없이는 건강 효과를 판단할 수 없다는 이야기였다.[11] 달걀 대신 가공육 섭취가 늘어난다면 평균적으로 건강에 해롭고, 생선 섭취가 늘어난다면 반대로 이로울 가능성이 크다. 즉 특정 식재료 하나의 건강 효과는 그다지 큰 의미가 없다. 그렇기에 여러 식재료의 비율로 이루어진 전체적인 식습관이 중요하다는 이야기다.

그렇다면 영양제를 먹는다고 해서 이런 식재료의 구성 비율이 바뀔까? 대부분의 경우 그렇지 않다. 영양제 몇 알을 먹는다고 주식의 양이나 단백질의 종류(고기나 생선 등), 식사에서 섭취하는 지방의 질이 바뀌진 않는다.

즉 영양제는 일반적인 약과 마찬가지로 '식사와는 별개의 영역'에 속한다. 영양제가 함유한 영양소는 식사로도 섭취할 수 있기 때문에 영양제와 식사가 종종 같은 선상에서 이야기되지만, 사실은 완전히 별개로 생각해야 한다.

이런 이유로 영양제를 통해 건강에 좋은 영양소를 잘 챙겨 먹는다 해도, 식사는 식사대로 따로 점검해야 한다. 특히 과다 섭취하고 있는 '건강에 나쁜' 영양소는 영양제로 상쇄할 수 없으며, 식사를 통해서만 줄일 수 있다.

예를 들어 고기를 너무 많이 먹고 있다면, 영양제를 추가해도 고기에 포함된 여러 '건강에 나쁜' 영양소의 악영향을 없앨 수는 없다(고기에서 좋은 영양소를 잘 섭취하고 있는 것은 별개의 문제다). 이를 바꾸려면 '고기 이외의 식재료 섭취량을 늘려서' 전체적인 고기 섭취량을 줄여야 한다.

채소도 마찬가지다. 채소 섭취가 부족한 상태에서 영양제를 먹는다고 해서 채소를 대신할 수는 없다. 채소가 함유한 영양소의 종류가 영양제보다 다양하기 때문만이 아니다. 채소의 양이 늘어난다는 것은 다른 어떤 식재료의 섭취량이 줄어들고, 그에 따라 그 식재료에 들어 있는 '건강에 나쁜' 영양소의 섭취도 함께 감소한다는 의미를 포함한다.[6]

사실 영양제에 관해서는 사람들이 생각하는 것 이상으로 전 세계에서 많은 연구가 이루어져 왔다. 특정 영양제 중에는 비교적 신뢰도 높은 건강 효과가 확인된 것들도 있다. 그런 영양제를 섭취하는 것은 전혀 나쁜 선택이 아니다(오히려 과학적으로 타당한 접근이다).

문제는 '영양제를 먹고 있으니까 식사는 지금 이대로 괜찮다'라고 생각하는 사람이 너무 많다는 것이다. 영양제를 먹어도 식사의 구성은 변하지 않는다. 그리고 식사가 건강에 미치는 영향은 영양제의 영향보다 훨씬 크다(예를 들어 영양제로 심혈관질환 위험을 수십 퍼센트 낮추기는 어렵지만, 식단으로는 가능하다). 이런 점이 좀처럼 전달되지 않기 때문에 여러 연구 기관이나 의사들이 '영양제 권장'에 신중한 태도를 보이는 것이다.

가령 피쉬 오일이나 멀티비타민 같은 영양제로 일부 사람들이 장기적인 질병 예방 효과를 기대할 수 있다(5장 참조). 하지만 식습관을 고려할 때는 '어떤 영양제를 먹고 있는가'라는 정보는 사실상 중요하지 않다. 식습관 개선의 핵심은 영양제가 아니라, 여전히 각 식재료가 차지하는 구성 비율에 있다.

냉동식품도 OK,
건강한 식습관에는 돈이 들지 않는다

사람들은 '건강하게 먹으려면 돈이 많이 든다'라고 생각한다. 이 오해는 '건강한 식사'라고 하면 색감이 화려하고, 매우 다양한 식재료가 들어가며, 고급 식재료나 유기농 식재료 같은 특별한 무언가로 만들어야 한다는 이미지에서 비롯된 경우가 많다.

하지만 실제로는 건강한 식습관을 갖는 데 반드시 많은 돈이 드는 것은 아니다. 돈 때문에 '건강한 식습관'을 포기하고 있던 사람에게는 반가운 이야기일 것이다.

건강과 관련된 식습관은, 이를테면 '평균적으로 1년 동안 어떤 음식을 어느 정도의 비율로 먹고 있는지'를 뜻한다. 식습관을 개선한다는 것은 이 비율을 조금씩 바꾸어 나가는 과정이다. 그렇다면 이 과정에 정말 큰 비용이 필요할까?

가령 과일을 거의 먹지 않고 아침마다 편의점이나 슈퍼에서 산 빵으로 끼니를 때우는 사람이 있다고 하자. 이런 간식용 빵으로는 건강에 좋은 영양소를 충분히 섭취하기 어렵기 때문에 이런 식사가 매일 이어지면 건강에 악영향이 우려된다.[*]

이때 아침에 바나나 한 개를 반드시 먹기로 정해 보자. 그러면 최소한 과일 섭취량은 상당히 늘어난다. 과일은 하루 최소 200g 섭취가 권장되는데 바나나 한 개가 대략 100g 정도다.[7] 바나나의 열량은 100kcal가 채 되지 않아 일부 빵보다 훨씬 낮으며, 빵 중에는 400kcal에 가까운 것도 있다. 바나나를 먹기 시작하면 자연스럽게 빵을 포함한 다른 음식의 섭취량이 조금 줄어들 것을 기대할 수 있다. 기본적으로 총 섭취 열량은 꽤 엄격하게 조절되는 경향이 있어 어떤 음식의 섭취가 늘어나면 다른 음식이 어느 정도 줄어들기 때문이다.[8] 같은 '아침 식사'라는 맥락에서 보면 간식용 빵 섭취량이 줄어들 가능성은 충분하다. 바나나 품종은 크게 중요하지 않으며 가격이 싸든 비싸든 건강에 미치는 영향은 거의 같다.

결과적으로 '약간의 비용으로 과일 섭취를 크게 늘리고 간식용 빵 섭취를 줄이는' 매우 효과적인 식행동 개선을 실천할 수 있다. 빵을 사는 비용이 줄어드는 것까지 고려하면 오히려 지출이 줄어들 수도 있다.

다른 예를 들어 보자. 주 3회 정도 저녁을 소고기 덮밥집에서 해결하는 사람이 있다고 가정하자. 소고기 섭취량이 좀 많으니 그중 일부를 두부와 생선 반찬으로 바꾸기로 한다. 직접 요리할 시간이 없으니

---

* 일반적으로 편의점이나 마트에서 판매되는 간식용 빵은 정제된 밀가루를 주원료로 하며 당류와 지방 함량이 높은 경우가 많고, 채소나 단백질 등의 영양소는 충분하지 않은 경우가 많다. 따라서 이러한 식품만으로 식사를 반복적으로 대체할 경우 영양 불균형이 생길 가능성이 있다. 문제는 특정 빵 자체라기보다 한 가지 식품으로 끼니를 계속 대신하는 식사 방식에 있다고 볼 수 있다.

주식은 즉석밥 형태의 현미밥으로 한다.

섭취 칼로리가 비슷하다고 가정할 때, 이 변화만으로도 소고기 섭취량이 줄어드는 효과와 두부, 생선, 현미 섭취량이 늘어나는 건강 효과를 동시에 얻을 수 있다. 이것이 주 1회에 불과해도 장기적으로는 분명한 건강 효과를 기대할 수 있다. 비용은 아마 둘 다 비슷하거나, 어쩌면 후자가 더 저렴할 것이다.

채소와 과일을 가성비 있게 챙겨 먹으며 건강 효과를 얻는 데는 몇 가지 포인트가 있다. 우선 제철 음식을 선택하는 것이다. 제철 음식은 상대적으로 저렴할 뿐 아니라, 계절에 따라 다양한 음식을 먹게 되어 건강 효과를 더욱 높여 준다.

냉동 채소나 냉동 과일을 사용하는 것에 대해서도 걱정할 필요 없다. 냉동하면 안 된다는 근거가 전혀 없기 때문이다. 첨가물이 없는 냉동 식재료를 사용하거나, 남은 채소나 할인 중인 과일을 얼려서 보관해 활용해도 아무 문제가 없다. 개인적으로는 냉동 블루베리, 냉동 바나나, 냉동 브로콜리 등을 자주 활용한다. 과일의 품질에 집착할 필요도 없다. 굳이 비싼 과일을 살 필요는 없으며 먹는 빈도를 늘리는 것이 훨씬 중요하다.

'건강한 식사'는 색감이 화려하고 다양한 종류의 고급·유기농 식재료로 만들어진 것이라는 이미지는 오해에서 비롯된 측면이 있다.[9] 색감이 화려하다는 것은 다양한 식재료를 균형 있게 먹는다는 의미에서 틀린 표현은 아니다. 하지만 매 끼니에 그럴 필요는 없다. 하루나 일주일 단위로 먹는 식재료의 종류를 약간씩 바꾸면 균형을 충분히 맞출 수 있다. 채소나 과일에 고급스러움은 필요하지 않다. 더 중요한 것은 먹는 빈도다.

일반적으로 자신의 식습관을 제대로 인식하고 구체적인 개선점을 찾아 실행하는 데에는 큰 돈이 들지 않는다. 오히려 경우에 따라서는 식비를 줄일 수도 있다. 중요한 것은 돈의 많고 적음이 아니라, 건강한 식습관에 대한 개념과 실천 방법을 이해하는 일이다.[10]

지중해식과 일본식

식습관에 대해 생각할 때 가장 먼저 가져야 할 인식은 '최강의 식습관이라는 것은 없다'는 점이다. 우리는 종종 "과학적 근거가 가장 탄탄한 지중해식이야말로 최강의 식습관이다"라는 주장을 접하는데, 이 주장은 올바른 이해라고 보기 어렵다. 왜 이런 주장이 널리 퍼졌는지, 그리고 왜 그대로 받아들이기 힘든지 차근차근 살펴보자.

애초에 지중해식이란 콩, 채소, 과일, 해산물, 올리브유 등을 중심으로 하고 고기는 적게 먹는 식사 방식이다. 한편 전통적인 일본식 식사는 생선과 된장국, 절임 채소 등을 기본으로 하며, 육수로 맛을 내는 것이 특징이다.

식사도 약과 마찬가지로 '무작위 대조 시험'이라는 연구를 통해 가장 신뢰도 높은 근거를 얻을 수 있다고 여겨진다.[11] 지중해식과 관련해 자주 인용되는 무작위 대조 시험이 있는데, 참가자를 제비뽑기로 나누어 한쪽은 지중해식을, 다른 쪽은 저지방식을 하게 한 뒤 무려 5년간 추적 관찰을 했다.

그 결과 지중해식 그룹에서 심혈관질환 위험이 30% 감소했고, 당뇨병 위험은 50%나 줄어들었다는 놀라운 결과가 나왔다.[12~13] 어떤 약도 이토록 강력한 효과를 보여 주기 어렵다. '지중해식이 최강의 식사다'라는 '과학적' 주장은 주로 이 연구 결과에 기반하고 있다.

이 연구 결과를 올바르게 해석하는 것은 지중해식뿐만 아니라 모든 식사 과학을 제대로 이해하는 데 중요하다. 대표적인 문제점을 세 가지로 나누어 살펴보자.

문제점 ❶

일본인을 대상으로 한 연구가 아니다

이 연구는 스페인에서 심혈관질환 위험이 높은 사람들을 대상으로 진행됐다. 참가자의 95% 이상이 백인이었고, 평균 연령은 67세였다. 일본인과 기본적인 체질도 다르고 식습관도 차이가 크다. 이 결과를 과연 얼마나 일본인에게 그대로 적용할 수 있을지 상당히 의문이다.

무엇보다 연구 대상자들의 평균 체질량지수Body Mass Index, BMI는 무려 30이었고, 키 170cm 기준 체중이 87kg이었다. 복부 둘레도 평균 100cm에 달했다. 일본인 고령자 중 이렇게 살이 찐 사람이 과연 몇 명이나 될까? 쉽게 떠올리기 어려울 것이다. 지중해식이 효과가 있었다고 해도, 일본인에게 그대로 적용하는 데에는 분명한 한계가 있다.

사실 지중해식 자체를 검증한 연구가 아니다

연구진은 어떻게 지중해식이나 저지방식을 실천하게 했을까? 매일 식사를 배달해 줬을까? 그렇지 않다. 단순히 "지중해식(혹은 저지방식)을 하라"라고 지시했을 뿐이다. 다만 지중해식 그룹에는 올리브유와 견과류를 제공했고, 저지방식 그룹에는 그것들을 피하라고 했다.

그렇다면 제비뽑기에서 지중해식에 배정되지 않은 사람들은 실제로 어떤 식사를 했을까? 그들은 올리브유와 견과류를 피하라는 지시를 받았지만, 동시에 상대 그룹이 그것들을 매일 먹고 있다는 사실을 알고 있었다. 저지방식 지시를 받았지만, 그들도 자연스럽게 지중해식을 의식하게 되었고 실제로 콩, 채소와 과일, 해산물 등을 골고루 섭취했다.[12]

결과적으로 두 집단 사이에서 가장 뚜렷하게 달랐던 것은 한쪽 집단에만 제공된 올리브유와 견과류 섭취량뿐이었다.[14] 이 연구를 근거로 지중해식 식사가 효과적이라고 단정하는 것은 꽤 무리라는 점을 알 수 있다. 오히려 올리브유나 견과류의 효과라고 해석하는 편이 더 타당하다.[13]

일본식 식사와 직접 비교한 연구가 아니다

좀 억지스럽지만, 이 연구 결과가 일본인에게도 그대로 적용된다고 가정해 보자. 그렇다 해도 지중해식이 전통적인 일본식보다 더 건강한지는 알 수 없다. 애초에 일본식 식사와 직접 비교한 실험이 아니기 때문이다.

불완전하긴 하지만 '지중해식은 무작위 대조 시험이라는 근거가 있고, 일본식은 그런 시험이 없다'는 사실만으로 '지중해식이 일본식보다 낫다'라고 결론지을 수는 없다.

실제로 일본식 식사에 관한 근거는 지중해식만큼 풍부하지 않다.[14]* 그렇다고 건강 효과가 기대되지 않느냐 하면 절대 그렇지 않다. 근거가 없다는 말은 '검증되지 않았다'는 뜻이지 '효과가 없다'는 뜻이 아니기 때문이다.[15]

생선, 발효 대두 식품(된장이나 두부), 해조류, 녹차 등 일본식 식사를 구성하는 재료들은 평균적으로 건강에 이로운 식재료들이다. 일본이 세계적으로 장수 국가로 인식되어 온 데에도, 이런 식습관이 일정 부분 기여했을 가능성은 충분하다.

일본식에 대해 활발히 연구하고 일본에서 과학적 근거를 꾸준히 발표하는 연구 그룹도 있다. 1980~1990년대를 중심으로 한 연구들을 종합해 보면 일본식 식사가 심혈관질환 예방에 효과가 있다는 점이 확인된다.[15~17] 물론 더 많은 연구가 뒷받침되어야 하겠지만, 적어

---

* 지중해식 식단은 심혈관질환 예방 효과 등을 평가한 무작위 대조 시험이 비교적 많이 수행되어 근거 수준이 높은 식사 패턴으로 알려져 있다. 반면 일본식이나 한국식(밥, 채소, 생선 중심의 식사)과 같은 전통적인 식사 패턴은 장기간 실험이 어려워 코호트 연구나 관찰 연구를 중심으로 근거가 축적된 경우가 많다. 따라서 연구 근거가 상대적으로 제한적으로 보일 수 있지만, 이는 연구 방식의 차이에서 비롯된 것으로 건강 효과가 없다는 뜻은 아니다.

도 일본식 식사가 심혈관 건강에 효과적이라는 점만큼은 분명해 보인다.

지중해식과 일본식을 직접 비교하는 일은 과학적으로도 중요한 과제다. 사람마다 체질이나 취향이 달라 지중해식이 맞지 않을 수도 있기 때문이다. 평소 외식 메뉴로 지중해 요리를 즐겨 찾는 일본인이 과연 얼마나 될까. 또 5년 동안 지중해식만 먹어야 한다고 했을 때 "기꺼이 하겠다!"라고 답할 사람이 몇이나 될지도 의문이다. 지중해식은 (연구가 진행된) 스페인 현지에서는 일상적인 식단이겠지만, 일본인에게 잘 맞는 식사법이라고 보기는 어렵다.[16]

지중해식을 좋아한다면 그것은 분명 좋은 선택이다. 반면 일본식을 좋아하는 사람들이 억지로 식단을 지중해식으로 바꿀 필요는 없다 (물론 염분 섭취에는 주의해야 한다).

'최강의 식습관'이란 존재하지 않는다. 각 식습관의 특징을 이해하고 내가 지향하고 싶은 식습관을 찾는 것이 중요하다.[17]

식습관은 수치화할 수 있다

식품이나 식재료가 아니라, 식습관 자체가 본질이다. 그렇다면 이상적인 식습관에 가까워지기 위해 우리는 무엇을 기준으로 삼아야 할까? 연구에서 제시해 온 한 가지 방법은 식습관을 수치화하는 것, 즉 '식습관 점수'를 활용하는 것이다.

그동안 다양한 연구를 통해 여러 식습관 점수가 개발되어 왔다. 대표적으로 지중해식 점수, 미국의 건강식 점수, 특정 질환 예방과 연관된 점수들이 있고, 일본식 식사를 평가하기 위한 점수 역시 여러 종류가 제안되어 왔다. 이 장에서는 이런 식습관 점수들이 무엇을 의미하는지 살펴본다.[*]

이런 점수들을 사용할 때 반드시 알아야 할 포인트가 있다. 모든 식습관 점수가 실용적인 것은 아니라는 점이다. '그 식습관 점수가 질병 발생 위험을 잘 추정하는 데 얼마나 유용한가'라는 점이 무엇보다 중요하다.

일본식 식사 점수라고 하면, '얼마나 일본식을 먹고 있는가'를 단순히 수치화한 것처럼 생각할 수도 있다. 예를 들어 된장국을 매일 먹는지, 흰쌀밥을 주식으로 하는지, 절임류를 자주 먹는지를 체크해 점수를 매기는 방식이다.

하지만 식사의 건강 효과를 수치화한다는 관점에서는 그런 방식은 큰 의미가 없다. 식습관을 어떤 특정 식단에 가깝게 만드는 것은 중요한 요소이긴 하지만, 그 자체가 목적은 아니다. 특정 식단의 '건강에 좋은 부분'을 최대한 활용해 건강해지기 위해 식습관을 수치화하는 것이 목적이다. 따라서 일본식 식사 점수라면 '얼마나 일본식에 가까운가'보다도, 일본식 식사의 장점을 얼마나 잘 추출해 점수화했는지

---

[*] 대표적으로 한국의 경우, 국민건강영양조사 자료를 활용해 개발된 '한국형 건강식생활 지수Korean Healthy Eating Index, KHEI'가 있다. KHEI는 곡류, 채소, 과일, 단백질 식품, 유제품 등의 식품군 섭취와 나트륨, 당류, 아침 식사 여부 등 식습관 요소를 종합적으로 평가해 식사의 전반적인 질을 점수화하는 방식으로 구성되어 있다.

가 중요하다.

여기서 문제가 하나 생긴다. 거의 모든 식재료와 요리에는 좋은 면과 나쁜 면이 공존한다는 점이다. 예를 들어 일본식 식사의 대표적인 구성 요소인 된장국과 절임류는 발효 식품과 채소라는 장점을 갖춘 동시에 염분이 많아질 수 있다는 단점도 있다. 생선, 발효 대두 식품(된장, 두부 등), 차 등에서 건강 효과를 얻으면서도 염분 같은 부정적인 측면을 어떻게 점수에 반영할 것인가가 일본식 식사 점수에서 가장 어려운 과제다.

연구에서 가장 널리 사용되는 식습관 점수 가운데 하나가 '지중해식 점수'다.[18] 지중해식 점수의 장점은 누구나 납득하기 쉬운 건강한 식재료들로 구성되어 있기 때문이다.

지중해식 점수를 높이는 데 도움이 되는 식사는 표 1과 같다. 이런 점수 체계라면 점수가 높을수록 건강에 좋을 것이라는 점을 쉽게 상상할 수 있고, 실제로도 높은 점수와 질병 위험 감소의 연관성이 많은 연구에서 증명되었다.[19~20]

표 1 지중해식 점수를 높이는 식사	
많이 섭취할 것	채소, 콩, 과일, 견과류, 곡물 섬유(현미나 통밀빵 등 곡물 유래 식이섬유), 생선, 몸에 좋은 기름(올리브유 등)
피할 것	적색육
기타	소량의 음주[18]

지중해식 점수가 일정 수준의 '식사의 질'을 반영한다는 점에는 거의 이견이 없지만, 이 점수가 유일무이한 기준이라는 뜻은 아니다.[19] 다른 식습관 점수들도 여럿 존재하며, 각각은 해당 식사 패턴에서 '건강에 유리한 요소'를 추출해 만든 결과물이라고 볼 수 있다.

결과적으로 어떤 식습관이든 겹치는 요소가 있으며, 바로 그 겹치는 부분이 건강을 생각할 때 가장 중요한 요소라고 할 수 있다(이 점은 4장에서 소개하는 식사 설문지에 응용되어 있다).

나는 2장에서 소개한 것처럼 '식재료'에 관한 연구들을 종합한 결과만으로는 실제 생활에 적용할 수 있는 조언을 하기가 어렵다고 본다.[20] 결국 확신 있게 말할 수 있는 내용은 대부분 상식적인 범위에 머문다(채소가 건강에 좋다는 식의 이야기다). 게다가 이런 논의는 평균적인 효과를 다룰 뿐, '어떤 것을 늘리거나 줄일 때 대신 무엇을 줄이거나 늘리는가'라는 관점은 충분히 반영하지 못한다.

국가 차원의 가이드라인이나 정책을 결정할 때는 '식재료의 평균적인 효과'를 논하는 것이 중요하다. 하지만 개인이 자신의 식습관을 개선하려 할 때는 식습관 전체를 바라보는 과학적 시각이 훨씬 중요하다. 식습관 연구는 지난 10년 사이에 본격적으로 주목받기 시작한 비교적 새로운 분야다. 이런 관점을 이해하는 것이야말로, 이 책이 목표로 하는 '지속 가능한 식습관 개선'을 위해 스스로 기준을 세우는 데 꼭 필요하다.

심혈관질환 예방을 위한 식습관

지중해식 점수와 나란히, 혹은 그 이상으로 '건강한 식습관의 지표'로 확고한 위치를 차지하고 있는 식습관 점수가 있다. 바로 건강식 지수Healthy Eating Index, HEI와 대안적 건강식 지수Alternative Healthy Eating Index, AHEI다. 이 두 지표는 연구자들 사이에서 매우 잘 알려져 있으며, 전 세계에서 폭넓게 활용되고 있다.

특히 대안적 건강식 지수는 나의 박사 과정 지도교수가 중심이 되어 개발한 것이다.[21] 지금은 '건강한 식습관 지표'의 대표격으로 쓰이고 있지만, 처음에는 기본적으로 '심혈관질환과의 관련성이 입증된 식재료'를 바탕으로 한 점수 체계로 개발됐다. 이후 다양한 연구를 통해 이 점수가 심혈관질환뿐 아니라 암을 포함한 여러 질환과도 관련이 있다는 점이 밝혀지면서, 지금의 위상을 갖게 되었다.[21~22]

이 지수를 높이는 식사 구성은 표 2에 정리되어 있다. 지중해식 점수와 비교해 보면 구성 요소가 상당히 비슷하다. 참고로 알코올의 영향에 대해서는 앞서 언급했듯 여전히 논쟁이 이어지고 있다.

표 2 대안적 건강식 지수를 높이는 식사	
많이 섭취할 것	채소, 과일, 통곡물, 견과류, 콩류, 오메가-3 지방산 등 몸에 좋은 지방
피할 것	당이 들어간 음료(과일 주스 포함), 적색육, 트랜스지방산, 염분
기타	소량의 음주

이 지표를 시각적으로 표현한 것이 하버드 웹사이트에 공개된 '건강한 식사 접시Healthy Eating Plate'다(일본어판도 있다.[22] 한국어 버전은 https://nutritionsource.hsph.harvard.edu/healthy-eating-plate/translations/korean/을 참조하면 된다 ― 옮긴이주). 실제로 이 단순한 그림 하나에 상당한 과학적 지식이 집약되어 있다. 여기서 하나하나 설명하지는 않겠지만, 특별히 고집하는 식사 방식이 없다면 이 접시를 목표로 삼아 식습관을 조정해 보는 것도 좋은 방법이다. 접시의 각 영역 면적은 섭취해야 할 비율을 나타내며, 채소와 과일이 접시의 절반, 통곡물이 4분의 1, 단백질이 4분의 1을 차지한다.

다만 이 대안적 건강식 지수는 '식사의 큰 방향성'을 제시하는 데 유용한 지표이지, 모든 사람에게 완벽하게 들어맞는 정답은 아니다. 미국인의 식습관을 기준으로 만들어졌기 때문에 일본인이나 한국인에게 그대로 적용하기에는 다소 어색한 부분도 있다. 미국은 '일품요리'나 '식재료를 그대로 먹는' 형태의 식사가 많아 이런 대략적인 가이드라인이 비교적 잘 맞는 편이다.

건강에 좋은 식습관은 이 밖에도 많이 있으므로, 대안적 건강식 지수는 '대략적인 기준'으로만 참고하면 된다. 실제로 목표로 삼는 식습관이 다른 형태여도 전혀 문제없다. 아무리 건강 효과가 입증됐다고 해도, 내 취향과 맞지 않으면 지속하기 어렵다. 이 접시는 하나의 기준점일 뿐이며, 여기에 집착하기보다는 자신의 취향에 맞게 조금씩 조정해 가는 것이 중요하다.

혈압을 낮추는 식습관

혈압 저하에 최적화된 식습관을 '대쉬DASH 식단'이라고 한다. 1995년에 처음 제안된 이 식단은 이후 충분한 연구 근거가 축적되며 혈압 조절을 위한 식사법으로 확고히 자리 잡았다.[23~25]

자주 활용되는 DASH 점수를 높이는 식사 구성은 표 3과 같다.[26]

표 3 DASH 점수를 높이는 식사	
많이 섭취할 것	과일, 채소, 통곡물, 견과류, 콩류, 저지방 유제품
피할 것	적색육, 가공육, 설탕 함유 음료, 염분

참고로 DASH 점수에는 여러 종류가 있으며, 그중에는 영양소에 초점을 맞춘 유명한 지표도 있다. DASH 식단은 어디까지나 '식습관'이기 때문에, 영양제가 아니라 음식으로 영양소를 섭취하는 것을 전제로 한다.

영양소 기반 DASH 점수를 높이는 영양소는 표 4와 같다.[23][27]

표 4 영양소 기반 DASH 점수를 높이는 영양소	
많이 섭취할 것	칼륨, 단백질, 식이섬유, 마그네슘, 칼슘
피할 것	염분, 포화지방산, 총지방, 총콜레스테롤

결국 의미하는 바는 비슷하다. 채소·과일·통곡물을 충분히 섭취하고, 저지방·무지방 유제품(우유나 요거트), 생선, 닭고기, 콩, 견과류, 올리브오일 등을 자주 사용하는 것이다. 반대로 포화지방산이 많은 육류, 일반 유제품, 코코넛오일이나 팜유는 피한다. 과자와 당이 들어간 음료도 줄인다. 또 염분 섭취를 낮추기 위해 외식 빈도를 줄이고, 집에서 요리할 때도 간장과 소금 사용량을 줄인다. 이런 점이 DASH 식단의 기본 개념이다. 앞서 언급한 대안적 건강식 지수와 상당히 공통점이 많다는 것을 알 수 있다.

DASH 식단은 대안적 건강식 지수의 구성 요소와 비슷하기 때문에 대략적으로는 비슷한 효과를 기대할 수 있다. 다만 DASH 식단은 혈압 저하 효과에 초점을 맞춘 것으로, 염분 목표가 명확하고 저지방 유제품이 포함된다는 특징이 있다.

사람에 따라 다르게 느낄 수 있지만, 이른바 '근력 운동 식단(웨이트 트레이닝 식단)'에 가깝다고 볼 수도 있다. 견과류나 브로콜리, 연어, 닭고기, 무지방 우유 등을 좋아하는 사람에게는 좋은 식습관이 될 수 있다.

조리할 때는 이런 식재료를 사용하면서 염분을 최대한 줄이는 것이 중요하다. 예를 들어 연어 소금구이는 일본이나 한국에서 익숙한 반찬이지만, DASH 식단 관점에서는 그다지 좋은 선택이 아닐 수 있다.

게다가 DASH 식단이 고안되었을 당시에는 알코올의 영향이 명확하지 않았지만, 이후 여러 연구를 통해 알코올이 고혈압의 위험 요인이라는 점이 분명해졌다.[28~29] DASH 식단의 정의에는 포함되지 않지만, 절주는 고혈압 예방에 중요하다.

마지막으로 칼륨, 마그네슘, 칼슘 같은 영양소가 중요하지만, 이를 영양제로 보충하는 것은 DASH 식단을 실천하는 것이 아니다. 영양제를 먹는다고 해서 식사의 내용이 바뀌는 것은 아니기 때문이다.

식습관에는 '무언가를 많이 먹으면 다른 무언가를 적게 먹게 된다'라는 전제가 있다. 평균적인 식사 내용을 조금씩 바꿔가는 것이 바로 식습관 개선이다. DASH 식단을 지향한다면, 앞서 언급한 식습관이 형성될 수 있도록 '시스템'을 만들어 가는 것이 중요하다.

암 예방을 위한 식습관

WHO에 따르면 암의 30~40%는 식사, 운동, 흡연, 비만 같은 생활습관이 원인으로 작용한다.[30] 그중에서도 식사는 전체 암 발생의 10~20%를 설명하는 중요한 요인으로 알려져 있다. 식사와 암의 관계에 대해서는 오래전부터 다양한 연구가 축적되어 왔고, 이를 바탕으로 세계암연구기금World Cancer Research Fund, WCRF과 미국암연구협회American Institute for Cancer Research, AICR라는 두 비영리 단체가 '암 예방을 위한 식습관'을 제안했다.[31~32]

이 암 예방 식단 역시 대안적 건강식 지수와 큰 방향성은 일치하지만(어떤 식습관도 대체 건강 식사지수와 근본적으로 어긋나지는 않는다), 특히 암 예방에 초점을 맞춰 다음과 같은 몇 가지 요소를 특히 중요하게 본다.

<table>
<tr><td colspan="2" align="center">**표 5 암 예방을 위한 식습관**</td></tr>
<tr><td>많이 섭취할 것</td><td>채소, 콩류, 과일, 통곡물</td></tr>
<tr><td>피할 것</td><td>알코올, 패스트푸드, 적색육, 가공육, 설탕 함유 음료</td></tr>
</table>

많이 섭취하는 것과 피해야 할 것에 관련된 상세 내용은 다음과 같다.

- **알코올을 피한다**: 대안적 건강식 지수에서는 심혈관질환에서 소량 음주를 허용하는 경우도 있지만, 암 예방을 목표로 할 때는 소량의 음주조차 암 위험을 높이는 요인이 된다. 따라서 암 예방이라는 관점에서는 금주가 바람직하다.

- **식이섬유를 충분히 섭취한다**: 특히 대장암 예방과 관련해서는 근거가 확립되어 있다. 채소, 과일, 콩류, 통곡물에는 식이섬유가 풍부하므로, 이런 식품을 중심으로 한 식습관이 중요하다.

- **패스트푸드를 피한다**: '패스트푸드'에는 사실 명확한 과학적 정의가 없지만, 여기서는 '초가공식품'을 피하라는 의미로 쓰인다.[24] 과자, 감자칩, 아이스크림, 초콜릿, 에너지 음료, 마가린, 주스, 너겟, 햄버거나 핫도그, 머핀이나 쿠키 등이 여기에 해당한다. 즉 가공된 육류와 단 음식, 간식을 줄이라는 의미로 대략 정리할 수 있다.

- **적색육과 가공육을 피한다**: 가공육(햄, 소시지, 베이컨 등)은 발암성이 확립된 식품이다. 적색육 역시 논란이 있기는 하지만(2장 참조), 섭취량이 많을수록 암 위험이 커진다는 점이 과거 여러 연구에서 보고되었다.

- **당이 들어간 음료를 피한다**: 이는 성인뿐 아니라 청소년에게도 큰 문제다. 특히 체중 증가를 매개로 암의 원인이 된다고 알려져 있다. 참고로 스포츠음료 역시 당이 들어간 음료에 해당한다.

이 '암 예방 식단'은 각 식재료에 대한 근거를 바탕으로 설계된 것이며, 특정 문화권의 전통 식단을 염두에 둔 것은 아니다. 실제로 하버드에서 진행된 대규모 연구에서는, 암 예방 식단보다 대안적 건강식 지수나 지중해식 식단이 암 예방에 더 효과적이었다.[33] 현재로서는 암 예방 식단을 다른 식습관보다 특별히 우선해야 할 명확한 이유가 있다고 보기는 어렵다.

그럼에도 암 예방 식단의 권고 사항은 근거 수준이 높은 내용, 즉 많은 연구에서 반복적으로 확인된 결과에 기반하고 있어 어떤 집단에 적용하더라도 신뢰성은 상당히 높다고 할 수 있다. 이 식습관의 특징은 특정 문화에 뿌리를 둔 여타 식습관과는 달리, 요소별로 암 예방에 특화되어 있다는 점이다. 식이섬유 섭취를 늘리고 알코올, 패스트푸드, 적색육과 가공육, 당이 들어간 음료를 피하는 것이 전부이므로 실천하기 쉽다는 것도 장점이다. 가족 중에 암 환자가 있는 등을 이유로 본인의 암 위험이 높다고 느끼는 사람에게는 이 식단을 '체크리스트'로 활용하는 것도 좋은 방법이다.

암의 예방과 치료에 대해 종종 오해되는 점이 있다. 이 식습관은 암 '예방'을 위한 것이지 암 '치료'를 위한 것이 아니다. 암 치료는 전혀 다른 영역이며, 반드시 신뢰할 수 있는 의료진에게 치료를 맡겨야 한다. '식사로 암을 고친다'라는 식의 이야기는 과학적 근거가 전혀 없다. 암을 치료하는 것은 수술, 약물치료, 방사선 치료이며, 식사는 암을 예방하는 여러 수단 중 하나라는 점을 분명히 이해해야 한다. 이 부분만큼은 절대로 오해가 없기를 바란다.[25]

당뇨병 예방을 위한 식습관

당뇨병 예방을 위한 식습관 점수도 있다.[34] 암 예방을 위한 점수와 마찬가지로, 당뇨병 발병과 관련된 식사 요인들로 구성된 지표다.

표 6 당뇨병 예방 식단 점수를 높이는 식사	
많이 섭취할 것	곡류 섬유, 커피, 견과류, 과일, 몸에 좋은 기름(올리브오일 등)
피할 것	고GI 식품, 트랜스지방산, 당이 들어간 음료, 적색육

의외로 생각할지도 모르지만, 당뇨병 예방은 단순히 '탄수화물만 피하면 된다'라는 것이 아니다. 곡류 섬유는 지중해 식단에서도 등장했듯이, 과일이나 채소가 아니라 곡물, 예를 들어 현미나 통밀빵 같은 곡물에서 유래한 식이섬유를 말한다.

곡류 섬유는 과일 섭취와는 독립적으로, 당뇨병 예방에 도움이 되는 요소로 평가된다. 예를 들어 백미는 당뇨병 위험과 관련이 있는 식품으로 알려져 있으며, 이를 현미로 바꾸는 것은 당뇨병 예방 관점에서 의미 있는 선택일 수 있다. 쌀뿐 아니라 흰 곡물, 즉 정제 곡물은 대체로 혈당지수Glycemic Index, GI가 높기 때문에, 당뇨병 예방이라는 관점에서는 그다지 바람직하지 않다.[26][35]

다만 GI만이 당뇨병 예방의 기준은 아니며, 어디까지나 식습관을 평가하는 하나의 지표일 뿐임을 인식해야 한다. '달게 느껴지는' 과일 중에는 GI가 높은 것도 있지만, 오히려 과일을 많이 섭취하는 것이 당뇨병 예방에 도움이 된다는 연구 결과도 꾸준히 보고되었다(2장 참조).

이런 식사 패턴을 일상에서 실천할 때 핵심이 되는 포인트가 몇 가지 있다. 먼저 습관처럼 먹는 '과자 간식'을 줄이는 것이다. 간식을 먹고 싶다면 견과류나 과일을 선택하는 것이 이상적이다. 음료 역시 당분이 들어간 것을 피하고 가능하면 블랙커피나 차를 마시도록 하자.

이 접근법의 장점은 분명하다. '섭취하지 말아야 할 것'을 줄이면서 동시에 '섭취해야 할 것'을 자연스럽게 늘릴 수 있기 때문이다.

조금 더 난도가 높은 실천 과제로는 주식의 변화가 있다. 백미나 하얀 빵을 가능한 한 현미나 통밀빵으로 바꾸면 좋다. 그런데 통밀빵이라 해도 단맛이 강한 간식용 빵이라면 의미가 없다.[*]

조리용 기름에 대해서는 지나치게 걱정할 필요는 없다. 가정에서

---

[*] 한국에서 판매되는 빵의 상당수는 설탕, 버터, 크림 등이 많이 들어간 단맛 위주의 간식형 제품이 많기 때문에 이러한 빵으로 식사를 대체할 경우 영양 균형 측면에서 적절하지 않을 수 있다. 다만 특정 빵 종류를 건강식으로 규정하기보다는 재료 구성과 조리 방식에 따라 간식용 빵과 식사용 빵을 구분하는 것이 적절하다. 예를 들어 설탕과 버터가 많이 들어간 달콤한 빵은 간식에 가까운 반면, 밀가루·물·효모·소금 등 비교적 단순한 재료로 만든 빵은 식사에 가까운 형태라고 볼 수 있다. 바게트, 치아바타, 깜빠뉴 등이 이에 해당한다. 또한 현미나 통곡물을 사용한 빵은 정제 밀가루만 사용한 빵보다 식이섬유가 많기 때문에 혈당 관리 측면에서 도움이 될 수 있다.

사용하는 기름은 대체로 질이 나쁘지 않다. 다만 외식에서는 포화지방산이 많은 기름이 자주 사용되므로 감자튀김처럼 튀긴 음식은 주의가 필요하다. 트랜스지방산에 대한 자세한 내용은 2장을 참고하면 된다.

결국 당뇨병 예방 식습관의 핵심도 다른 건강한 식습관들과 크게 다르지 않다. 단순히 특정 영양소를 피하는 것이 아니라, 일상의 선택을 조금씩 바꾸는 것이다. 무엇을 덜 먹을지와 함께, 그 자리를 무엇으로 채울지를 동시에 생각하는 것. 바로 그 과정이 식습관 개선의 본질이다.

채소 중심의 식습관

'채소만 먹으면 되지 않을까?'라고 생각하는 사람도 있을 것이다. 채소가 평균적으로 건강에 좋은 식품이라는 점은 분명하지만, 그것에만 매달리면 큰 흐름을 놓치기 쉽다.

2장에서 잠시 언급했듯이, 채소 중심 식사의 관점에서 어떤 점이 문제가 되는지에 대해 식습관 점수를 통해 연구가 이루어지고 있다. 이 지수는 식물 기반 식사 지수Plant-based Diet Index, PDI라고 불리며, 세 가지 형태(즉 종합 점수, 건강 점수, 불건강 점수)로 나뉜다.[27][36~37]

먼저 종합 점수는 비교적 단순하다. 식물 유래 식품을 많이 섭취할수록 점수가 올라가고, 동물 유래 식품(고기, 달걀, 생선, 유제품 등)을 많이 섭취할수록 점수가 내려간다. 직관적으로 이해하기 쉬운 지표지만, 실제로는 식물 유래 식품 중에도 건강에 좋지 않은 것이 있기 때문에 '종합 점수가 높다고 해서 무조건 좋은 것은 아니다'라는 점이 중요하다.

특히 문제가 되는 식품 범주는 다섯 가지다. 주스, 정제 곡물(백미나 흰 빵 등), 감자, 당이 들어간 음료, 과자류다. 이런 식품들은 식물 유래 식품 중심의 식생활일수록 오히려 섭취량이 늘어나기 쉬운 것들이다.

식물 기반 식사를 의식하다 보면 동물 유래 식품을 피하는 것이 중요한 과제가 되고, 그 결과 특히 탄수화물의 질에 대한 관심이 상대적으로 떨어지기 쉽다. 아무리 채소를 많이 먹어도, 머핀이나 흰 빵, 감자칩, 초콜릿이나 쿠키 같은 것이 탄수화물 섭취의 주된 원천이 된다면 이러한 식습관은 결코 건강에 좋다고 할 수는 없다.

식물 기반 식사 지수의 건강 점수는 이런 식품을 많이 섭취할수록 점수가 낮아지도록 설계되어 있으며, 이름 그대로 '건강한 식물 기반 식사'에 얼마나 가까운지를 보여 준다.

예를 들어 비건 식단은 이 식습관에 해당한다. 비건은 전 세계적으로도 상당히 인기가 있는 식습관이며, 지향하는 방향 자체는 나쁘지 않다(우선 식물 유래 식품을 중심으로 한다는 점에서). 다만 흔히 지적되듯, 동물 유래 식품을 완전히 배제하면 특정 영양소가 부족해지기 쉽다(비타민 B12, 철, 오메가-3 지방산, 칼슘 등).

만약 엄격한 비건 식단을 지향한다면 더욱 세밀한 영양소 섭취를 고민해야 하며 경우에 따라서는 영양제를 사용하는 것이 필요하다. 건강만을 목적으로 한다면, 목표로 삼아야 할 것은 엄격한 비건이 아니라 식물 기반 식사 지수의 건강 점수를 높이는 방향의 식사다.

완벽한 식습관은 존재하지 않는다

이 밖에도 다양한 식습관의 건강 효과가 꾸준히 검증되고 있다. 북유럽 식습관은 그중 하나로 잘 알려져 있으며 건강에 긍정적인 효과가 보고되어 있고, 치매 예방에 초점을 맞춘 마인드^{MIND} 식단도 제안되었다.[38~39] 그런데 이렇게 다양한 식습관이 있다고 하면, 무엇을 목표로 삼아야 할지 오히려 혼란스러워지지 않을까.

단순하게 '이것만 목표로 하면 된다'라는 최강의 식습관이 존재한다면 메시지는 아주 단순해질 것이다. 그래서 서점에는 온갖 '최강의 식사'를 내세운 책들이 늘어서 있는 것이다.

그러나 아마도 '최강의 식습관'이라는 것은 존재하지 않는다. 지중해식은 가장 신뢰도 높게 건강 효과가 입증되어 있지만, 발효 식품 같은 요소는 포함되어 있지 않고, 소량의 알코올이라도 암 위험을 높인다는 점에서는 한계가 있다. 반대로 일본식 식사는 염분과 당분 섭취가 많아지기 쉽고, 과일 섭취가 충분하지 않을 가능성도 있다.

어떤 식습관이 더 좋은가라는 질문은 과학적으로도 매우 흥미로운 주제이며, 최근 몇 가지 연구가 진행되고 있다. 흥미로운 점은, 이런 연구들에서 공통으로 시사하는 결론이 있다는 것이다. 즉 어떤 '건강한' 식습관을 선택하더라도, 건강 효과의 차이는 생각보다 크지 않다는 점이다.[28][40~41]

여기서 중요해지는 것은 '나와의 궁합'이다. 매일 라면이나 햄버거만 먹던 사람이 내일부터 지중해식을 실천하라고 하면 아마 쉽지 않을 것이다. 애초에 지중해식을 주된 식습관으로 삼는 일 자체가 많은 동양인에게 다소 부담스러울 수도 있다(나 역시 어렵다). 마찬가지로 많은 서구권 사람에게도 일본식을 계속 유지하는 일은 쉽지 않을 것이다.

자신이 목표로 삼고 싶은 '건강한 식습관'을 정하고, 그 방향으로 조금씩 다가가는 것이 본질이다. 이와 함께, 식습관 점수를 식습관 개선의 가이드로 삼는 것은 어떤 식습관이든 권할 만하다. 식습관 점수는 공통적으로 '점수가 높을수록 더 건강해지도록' 설계되어 있기 때문이다.

어떤 식습관 점수든 비슷한 요소를 포함하고 있기 때문에, 실제로 어떤 식습관을 선호하든 그 식습관 점수를 높이는 것을 목표로 삼으면 된다. 구체적인 계산 방법과 이에 대한 주의점은 다음 장에서 소개하겠다.

한눈에 보는 3장

1. 식사는 평생 반복해야 하는 일이다. 하루 3끼가 아닌 일주일 21끼 동안 반복해도 질리지 않을 기본 식습관을 정해 놓아야 한다.

2. 최강의 다이어트 식단은 '자신에게 맞는 방식으로 칼로리를 줄이는 것'이다. 저탄수화물이나 저지방 식단의 체중 감량 효과는 평균적으로 비슷하므로, 유명인의 사례보다 본인의 성향이나 취향에 맞아 힘들이지 않고 지속할 수 있는 방식을 기준으로 삼아야 한다.

3. 영양제는 식사와 별개의 영역에 속하므로 부족한 채소 섭취나 과도한 고기 섭취에서 오는 나쁜 영향을 상쇄할 수 없다. 식사가 건강에 미치는 영향은 영양제보다 훨씬 크다.

4. 시간과 돈을 많이 들이지 않더라도 건강한 식습관을 유지할 수 있다. 색감이 화려한 고급 식재료에 집착하기보다 바나나 한 개, 현미 즉석밥, 냉동 브로콜리처럼 비용 부담이 적고 먹는 빈도를 높일 수 있는 방법이 훨씬 실천하기 좋다.

5. 최강의 식습관이란 존재하지 않으며, 각 모델의 장점을 자신의 식단에 반영하는 것이 중요하다. 대쉬 식단, 지중해식 식단 등은 공통적으로 '채소, 과일, 통곡물의 비율을 높이고 가공육과 당 섭취를 줄이는 것'을 목표로 하므로, 이를 참고 삼아 나만의 식습관을 조정해 나가야 한다.

아래 사이트에서 지금 내 식습관을 간단히 점검해 보세요.

국가암지식정보센터 ▶ www.cancer.go.kr
서울아산병원 건강증진센터 ▶ health.amc.seoul.kr
대한영양사협회 ▶ www.dietitian.or.kr

4장

무리하지 않아도 되는 식습관 전략을 세운다

이 장에서는 과학적 근거를 바탕으로, 무리하지 않고 식습관을 개선하는 방법을 이야기한다. 지금까지 다이어트에 여러 번 실패했거나, 건강한 식사를 오래 유지하지 못했던 사람이라도 괜찮다. 여기서 핵심은 어떻게 하면 '노력하지 않아도' 이상적인 식습관에 가까워질 수 있는가다. 생각을 바꾸는 법과 더불어 실제로 바로 써먹을 수 있는 예시도 함께 소개한다. 식사를 적이 아니라 내 편으로 만드는 가장 현실적인 방법이다.

식습관 개선에 실패하는 이유를 알기

왜 식습관 개선은 이토록 어려울까? 이 문제는 이미 많은 연구의 대상이 되어 왔다. 먼저 우리가 흔히 말하는 '식습관 개선에 실패하는 이유'부터 정리해 보자.

실패 이유 ❶

애초에 목표로 하는 식사법에 과학적 근거가 없다

"○○ 다이어트가 최고다"

"인류는 수렵채집 시절에 하루 한 끼 고기를 먹었으니 그게 가장 자연스럽다"[1]

"살을 빼려면 흰쌀밥은 절대 먹으면 안 된다"

이렇게 과학적으로 입증되지 않은 식사법을 믿고 있지 않은가. 어떤 식사 이론이든 영양소 등을 근거로 그럴듯하게 설명할 수는 있지만, 그 과정에서 과학적 근거와 멀어질 위험이 있다. 이런 식사법은 대체로 극단적이고 자신의 기존 식습관과 너무 동떨어져 있으면 오래 유지하기도 힘들다.

'건강한 식사는 맛이 없다'라고 믿고 있다

'건강한 식사는 맛없고, 건강하지 않은 식사는 맛있다'는 고정관념을 가진 사람도 있다(의식하든 그렇지 않든). 실제 식행동은 이성적인 결정보다 '쾌·불쾌'의 감정에 더 크게 좌우된다. 건강식이 맛없다는 믿음이 있으면 식습관을 바꾸는 일은 처음부터 난관이다. 바꿔야 할 점은 '내가 맛있다고 느끼고 계속할 수 있다고 느끼는 (건강한) 식습관을 자발적으로 선택한다'는 데 있다.

건강을 위해 억지로 먹는 식사가 아니라, 내가 좋아서 반복하게 되는 식사. 그 지점에 도달해야 식습관은 비로소 안정적으로 자리 잡는다.

건강이 아니라 체중 감소나
검사 수치 개선을 목적으로 한다

식사에 너무 많은 걸 기대하면 오히려 실패하기 쉽다. 체중 감소나 콜레스테롤 수치 개선 같은 결과는 실제보다 과대평가되기 쉽다. 특히 체중 감량만을 유일한 목표로 삼아 식습관을 바꾸면, 기대한 만큼의 효과를 얻지 못하는 경우가 많아 결국 대부분 포기하게 된다. 식습관 개선의 목적은 장기적으로 건강하고 행복한 삶을 만드는 데 있다. 식습관 개선을 하면서 '○○일 만에 5kg 감량!' 같은 단기적인 목표를 내세우고 싶다면 다시 한번 생각해 보자.

바빠서 불가능하다고 믿는다

'너무 바빠서' '다른 우선순위가 있어서'라는 것도 흔한 '못 하는 이유'지만 여기에도 오해가 있다. 바쁘면 식습관 개선을 할 수 없다거나 식습관 개선을 최우선으로 삼아야 한다는 믿음 자체가 착각일 수 있다. 식습관 개선의 목표는 의지력에 기대는 게 아니라 시스템을 정비하는 데 있다. 실제로 많은 시간을 들이지 않고도 생활의 시스템을 바꿀 수 있다.

식사를 어떻게 인식하고 생각하느냐는 행동 변화를 가로막는 매우 중요한 요소다.[2] 실제 식습관 개선은 먼저 내가 어떤 (잠재적인) 인식을 하고 있는지, 그리고 무엇이 진짜 '식습관 개선을 가로막는 원인'인지 파악하는 데서 시작된다(그래야 한다). 이런 근본 원인을 점검할 때 비로소 식습관을 크게 개선할 수 있다. '건강식품을 더 챙겨 먹는다' 같은 표면적인 식행동만 하고 정작 내가 생각하는 '원인'이 엉뚱한 것이라면 아무 변화 없이 끝나기 쉽다.

이 모든 것을 전제로 할 때, 실제 식습관 개선에서 가장 중요한 요소는 환경이다.[1] 여기서 말하는 환경은 단순히 물리적인 조건만을 뜻하지 않는다. 사회·문화적 환경 역시 매우 큰 영향을 미친다. 물리적 환경이란 집 근처에 24시간 편의점이 있는지, 회사 식당에서 어떤 식사가 제공되는지, 책상 주변에 항상 과자나 단 음료가 놓여 있는지 같은 요소를 말한다.

사회문화적 환경에는 잦은 술자리, 건강을 신경 쓰는 동료나 친구의 존재, 1인 가구 여부 같은 요인이 포함된다.

또 앞서 말한 미시적 환경뿐 아니라 지자체나 정책, 기업의 마케팅 같은 거시적 환경도 중요하다. 이런 요소들은 무의식적으로 식행동에 매우 큰 영향을 미치므로, 이를 분명히 인식할 때 비로소 본질적인 식습관 개선이 가능해진다.

중요한 건 '노력'만으로는 식습관을 바꿀 수 없다는 점이며, 이상적인 식습관이 자연스럽게 이어지는 '시스템'을 어떻게 만들 것인가다.

자신의 식습관을 알기

식습관 개선을 보다 객관적으로 이어가기 위해서는, 먼저 자신의 식습관을 제대로 파악하는 과정이 필요하다. 대략적인 식습관 개선의 방향은 정할 수 있어도 실제로 어느 정도 개선되고 있는지를 알 수 없으면 식습관 개선이라는 긴 여정에서 길을 잃기 쉽다. 이 문제는 자신이 목표로 하는 '식습관 점수'를 알면 비교적 간단히 해결할 수 있다.

식습관 점수는 3장에서 간단히 소개했는데, 여기서는 그 점수를 어떻게 계산하는지 설명하겠다.

식습관을 파악하는 방법에는 여러 가지가 있다. 예를 들어 최근에는 앱으로 식사 사진을 찍어 기록하는 방법이 널리 쓰이고 있다. 이것도 하나의 접근법이지만, 아직 과학적으로 타당하다고, 즉 결과를 신뢰할 수 있다고 검증된 사례는 거의 없다.[2]

더구나 하루이틀 기록하는 것만으로는 신뢰도가 낮고, 식습관을 평가하려면 최소 7~14일간의 기록이 필요하다. 아침·점심·저녁뿐 아니라 간식이나 음료까지 모두 빠짐없이 입력해야 하므로, 일이나 육아로 바쁜 사람에게는 상당한 부담이 될 수 있다.[3]

그래서 여기서는 가장 간단한 방법을 소개한다. 바로 '식사 질문표'다. 이른바 '과학적 타당성이 확보된 설문지'로, 질문에 답하기만 하면 그 사람의 식습관 전반을 파악할 수 있다. 식습관이란 '지난 1년간 평균적으로 어떤 식사를 해왔는가'를 반영하는 개념이기 때문에, '지난 1년의 평균'을 떠올리게 하는 질문에 답하면 대략적인 식습관을 파악할 수 있다.

물론 매일의 식사를 구체적으로 기록하는 것에 비하면 얻을 수 있는 정보는 대략적이다. 하지만 식습관을 평가하는 데는 이 정도의 정보로도 충분하다. 무엇보다 한 번의 설문으로 끝나는 식사 질문표는, 7일 이상 매일 해야 하는 기록과 비교하면 압도적으로 간편하다. 이 방법을 잘 활용해 보자.

원래 이 식사 질문표는 보통 130문항 내외로, 다소 번거로운 편이었다(그래도 매일 기록하는 것보다는 수월하다). 그런데 최근에는 '일본인용’으로 단 12문항만 답하면 되는 간이 질문표도 개발되었다.[3~4] 이는 식사 질문표의 지식을 응용하려는 우리에게 의미 있는 변화다.

이 간단한 질문표는 개별 식재료의 정확한 섭취량을 추정하는 것을 목표로 하지 않는다. 대신 3장에서 소개한 전체적인 식사의 질을 평가하는 지표들, 즉 건강식 지수HEI, 대안적 건강식 지수AHEI, 지중해식 점수, DASH 점수를 바탕으로 일본의 식생활 현실에 맞게 조정된 식습관 점수를 산출한다.[4] 이런 점도 이 책의 ‘이상적인 식습관을 목표로 식습관 개선을 해 나간다’라는 방향성과 잘 맞는다. 질문 수가 적은 만큼 세부적인 식사 패턴까지 파악할 수는 없지만, 애초에 식습관 개선을 위해 그 정도의 정밀함이 반드시 필요하지는 않다고 생각한다.

다만 목표로 삼고 싶은 식습관이 전통적인 일본식, 당뇨병 예방식, 암 예방식처럼 ‘AHEI으로는 충분히 반영할 수 없는 식습관’이라면 이 간이 질문표만으로는 점수화가 어렵다. 그런 경우에는 추가 질문이 필요하다.[5]

간이 식사 질문표의 예

식사 질문표란 다음과 같은 형식으로 ‘대략적인 섭취 빈도’를 조사하는 것이다.[6] 물론 같은 식재료라도 어디서 무엇을 먹느냐에 따라 영양소 구성이나 에너지량은 달라진다. 이런 세부적인 데이터까지는 식사 질문표로 파악할 수 없다. 하지만 우리가 알고 싶은 핵심은 ‘식습관과 건강의 인과관계'이며, 이를 살펴보는 데에는 그렇게까지 자세한 정보가 필요하지 않다. 식습관 점수는 각 항목에 점수를 매기고 이를 합산해 계산한다. 예를 들어 '식염 섭취량'은 일본인의 건강을 생각할 때 중요한 요소지만, 식염 섭취량을 질문표로 추정하는 것은 어렵다. 이러한 이유로 기계학습을 이용해 계산하는 방법을 고안하기도 했지만, 그럼에도 여전히 질병과의 인과관계를 분석할 만큼 충분히 정밀하게 예측하기는 어렵다. 이는 수십 년 동안 과학자들을 괴롭혀 온 문제이기도 하다.[7][5] 참고로 더 포괄적인 식사 질문표는 일본에서도 여러 종류가 개발되어 있으며, 대표적인 예로 도쿄대학이 개발한 BDHQ, 국립암연구센터의 JPHC 질문표 등이 있다.[8~9]*

자, 이제 식사 질문표의 취지는 이해했을 것이다. 그런데 여기서 한 가지 문제가 있다. 이 방법으로는 '기본적으로 상대적인 수치만 알 수 있다'라는 점이다. 상대적 수치란 '하루에 한 번 먹는다'라는 선택지를 고른 사람은 '하루에 두 번 먹는다'라는 선택지를 고른 사람보다 그 식재료의 섭취량이 적을 것이라고 추정할 수 있다는 뜻이다. 하지만 '하루에 몇 그램을 먹는지'처럼 정확한 양을 신뢰도 높게 계산하기는 어렵다.[10]

---

*　한국의 경우, 일정 기간 동안 특정 식품의 섭취 빈도를 묻는 '식품섭취빈도조사Food Frequency Questionnaire, FFQ'가 국민건강영양조사와 영양역학 연구 등에서 활용된다. 한편 건강 검진 같은 임상 현장이나 영양 상담에서는 식사 규칙성, 식품군 섭취, 간식 및 외식 습관 등을 평가하는 '영양생활습관평가표'와 같은 도구가 사용되기도 한다. 일본처럼 특정 명칭의 식사 질문표가 널리 알려져 있다기보다는, 목적에 따라 여러 평가 도구가 활용되고 있다고 이해하는 것이 더 정확하다.

표 1 식사 질문표의 한 예

지난 1년 동안 다음 항목을 평균적으로 얼마나 섭취했는지 하나를 선택한다

	먹지 않았다	주 1회 미만	주 1회	주 2~3회	주 4~6회	하루 1회	하루 2회 이상
← 점수가 낮음						점수가 높음 →	
채소(감자류 제외)							
과일(과일 주스 제외)							
통곡물 (현미, 통밀빵 등)							
유제품 (우유, 요구르트, 치즈 등)							
견과류							
콩류							
생선							
← 점수가 낮음						점수가 높음 →	
가공육 (소시지, 햄, 베이컨 등)							
소고기, 돼지고기, 양고기							
설탕이 첨가된 음료 (100% 주스 제외)							

이렇게 '기본적으로 상대적인 수치만 알 수 있다'라는 전제가 있기 때문에 식습관 점수 역시 '상대적 수치'다. 다시 말해 몇 점 이상이면 좋다고 말할 수 있는 명확한 기준은 현재로서는 존재하지 않는다. 대신 같은 질문표에 응답한 집단 안에서 자신이 어느 정도 위치에 있는지를 알 수 있다.

그럼에도 이 방법은 매우 유용하다. 실제로 지금까지 축적된 식사 관련 연구의 대부분은 바로 이런 식사 질문표로 추정한 상대적인 값을 바탕으로 이루어져 왔다.[11] 또한 자신의 식습관 개선 정도를 파악하는 데에는 식사 질문표로 충분하다. 점수가 올라가면 식습관이 좋아지고 있다는 뜻이고, 내려가면 나빠지고 있다는 뜻이다. 이것이 가장 중요한 점이다.

마지막으로 식사 질문표는 '조사 대상이 되는 집단의 식문화에 맞춘 형태'로 개발된다. 예를 들어 미국에서 사용하는 식사 질문표는 일본이나 한국의 경우와는 전혀 다르다. 두부나 된장국을 먹는 사람이 거의 없기 때문에 그런 질문은 나오지 않는다. 앞서 소개한 간이 질문표 역시 일본에서 사용하는 것을 전제로 개발되었다. 그럴듯해 보이는 설문이라고 해서 무엇이든 괜찮다는 것은 아니다.

식습관 개선의 목표는
'식습관을 개선하는 것'

식습관을 개선할 때 목표 설정은 매우 중요하지만, 기대가 지나치면 오히려 역효과가 난다. 특히 '다이어트'를 목표로 삼는 사람이라면 좀 더 신중할 필요가 있다. 체중과 식사가 밀접한 관계에 있다는 건 누구나 알고 있는 사실이다. 성인의 하루 에너지 섭취량은 평소대로 생활하는 한 대체로 일정하지만, 실제로는 여러 유혹 때문에 섭취량이 늘어나는 경우가 많다. 특히 단것을 너무 많이 먹거나 일상적으로

술을 많이 마시면 체중 증가로 이어진다. 반대로 평균적인 섭취 에너
지를 줄이면 체중이 줄어드는 것도 틀림없는 사실이다. 이는 이미 널
리 알려진 상식이다.

하지만 실제 연구를 보면 다이어트 식단을 통한 체중 감소 효과는
기대만큼 크지 않다. 1~2년 정도 기간에 평균 3~5kg 정도 줄어드는
수준이다.[6] 게다가 이런 연구는 유럽이나 미국처럼 체중이 상당히 많
이 나가는 사람을 대상으로 한 경우가 많아서, 동양인에게는 효과가
더 적을 가능성도 있다.

물론 개인차는 크다. 10kg, 20kg을 감량하고 오랫동안 유지하는 사
람도 있다. 하지만 그건 '예외'일 뿐, 나에게도 해당한다는 보장은 없
다. 참고로 소위 말하는 다이어트 식단이 아닌 지중해 식단으로도 체
중 감소를 기대할 수 있지만 효과는 비슷한 수준이다.[7~8]

이처럼 식습관 개선을 한다고 해서 (평균적으로는) 대단한 체중 감
소 효과가 나타나지는 않지만, 체중과는 '별개로' 식습관이 개선됨으
로써 얻는 이점은 매우 다양하다. 많은 연구가 체중과는 다른 식습관
개선의 건강 효과를 추정하고 있다.

식사의 질을 개선하면 심혈관질환 예방, 각종 암 예방, 사망률 저하
(수명 연장), 당뇨병 예방, 우울 증상 개선 등의 효과가 나타난다.[9~16]
당연히 비만도 이런 질병의 원인이 되므로 비만인 사람(BMI 30 이상
등)은 살을 빼는 게 건강에 좋지만, 그것과 이 '식습관 개선의 건강 효
과'는 무관하다.

오히려 체중을 식습관 개선의 목표로 삼는 것이 식습관 개선을 방
해한다는 보고도 있다.[17] '열심히' 식습관을 개선했는데도 기대했던

효과(10kg 감량 등)를 얻지 못하면, 결국 식습관 개선을 포기하게 된다. 이건 반드시 피해야 할 상황이다.

식사는 죽을 때까지 이어지는 생활 습관이다. 어렵게 마음먹고 시작한 식습관 개선이 체중을 핑계로 중단되는 건 정말 아까운 일이다. 실제로 식단을 바꿔도 체중이 기대만큼 줄지 않아도 문제없다.[18] 식습관 개선 자체를 그만둬 버리면 인생의 수년에서 수십 년, 나아가 수명뿐만 아니라 삶의 질까지 희생하게 된다. 잘못된 목표 설정은 그 시점부터 이미 실패의 위험을 안고 있는 셈이다.

이를 고려하면 식습관 개선의 목표는 '식습관을 개선하는 것' 그 자체여야 한다는 점을 알 수 있다. '몇 kg 빼자'라거나 '혈압을 낮추자'처럼 숫자로 보이는 것을 목표로 삼기 쉽지만 주의가 필요하다. 체중이나 혈압뿐만 아니라 혈당치 같은 혈액 검사 지표도 마찬가지다.[12] 그런 수치가 아니라 식습관 개선 자체를 목표로 삼아야 성공 확률이 가장 높아진다. 식습관도 '식습관 점수'를 활용하면 눈에 보이게 만들 수 있다. 게다가 체중보다 훨씬 관리하기 쉽다. 높은 식습관 점수를 '유지하는 것'을 목표로 삼고, 단기간에 몰아붙이는 방식이 아니라 자연스럽게 지속되는 식습관 시스템을 만드는 것이 가장 좋은 식습관 개선법이다.

'식습관을 개선하는 것'을 목표로 삼으려면 어떻게 해야 할까? 그러려면 식단에 관한 과학적 정보를 바르게 해석하는 것이 가장 중요하다. 이를 위해 1~3장에서 '중심축'을 만들었다. 식단 연구 논문은 아주 많지만, 그 일부만 발췌해서는 올바른 해석을 얻기 어렵다.

또한 세상에는 '가짜 과학' 정보가 넘쳐나는데, 여기에 현혹되면 과학이라는 가장 객관적인 정보를 믿지 못하게 된다. 과학적 근거가 보여주는 것과 보여주지 않는 것(예를 들어 '나에게 나타나는 효과'는 아닐 수 있다는 점 등)을 명확히 파악하고, 과학에 근거한 의사결정이 가장 효율적임을 이해하며, 과학적 의사결정을 판단의 기준으로 삼아야 한다.

자신을 있는 그대로 받아들이고, 통제 가능한 부분을 파악한다

지금까지 '열심히' 식습관을 바꿔 나가는 것은 전혀 본질적인 개선이 아니라는 점을 반복해서 설명해 왔다. 여기서부터는 식습관을 무리 없이 바꾸는 구체적인 방법을 이야기한다. 먼저 자신이 매일 어떤 방식으로 일하고, 아침·점심·저녁에 무엇을 먹고 있는지를 되돌아본다. 여기에는 개인차가 크기 때문에 가능한 한 구체적인 수준까지 내려가 생각해 볼수록 자신의 식행동 패턴을 더 자세히 이해할 수 있다. 나 자신을 예로 들어 설명해보겠다.

내가 풀타임 임상의로 일하던 20대 시절을 떠올려 보면, '일이 전부'라 거의 병원에서 살다시피 했고 집에서 요리할 시간은 전혀 없었다. 아침은 편의점, 점심은 병원 식당, 저녁도 편의점. 책상에 앉아 일하는 동안에는 젤리 같은 과자를 먹었다. 일을 시작한 초반에는 식사에 별다른 관심도 없어서, 먹고 싶은 것을 먹고 싶은 만큼 먹는 생활을 했다.

하지만 곧 '저녁을 많이 먹으면 졸음이 쏟아져서 그 이후에 새벽까지 일을 할 수 없다'라는 사실을 깨달았다. 그 뒤로 저녁은 알로에 요거트와 에너지 드링크만으로 대충 때우는 날이 많아졌다. 결과적으로 큰 탈 없이 버티긴 했지만, 식습관이라는 관점에서 보면 형편없는 상태였다.

이제 상상해 보자. 지금의 내가, 그 시절의 나에게 '무리 없이 식습관을 바꾸는 조언'을 해 준다면 어떤 이야기를 해야 할까.

'교과서대로'라면 에너지 드링크는 안 된다, 고기만 먹어서는 안 된다, 채소를 더 먹어야 한다, 과자는 안 된다, 가능하면 직접 요리를 하라고 조언하겠지만, 이런 말이 과연 통할까? 아무리 옳아도 실현 가능성이 없는 조언은 전혀 의미가 없다. 실제로 식습관을 바꾸려면 통제할 수 있는 부분이 어디인지 찾기 위해, 먼저 나 자신(식습관 개선을 목표로 하는 사람)을 있는 그대로 받아들여야 한다.

이 젊은이는 집중력을 유지하며 장시간 일하는 것이 최우선 목표였다. 식사의 질은 우선순위에서 밀려 있었지만, 음식 취향도 까다롭지 않았다. 평소 먹던 음식이라도 불필요한 수고만 들지 않는다면 바꿀 수 있을 것 것이다.

워낙 바쁘기 때문에 아마도 직접 요리는 불가능할 것이다. 만성적인 수면 부족 상태이고 본래는 이것도 개선해야 하지만 본인은 크게 신경 쓰지 않는다. 그 영향인지 열량이 높은 음식을 선호한다.

이렇게 하나씩 정리해 보면, 바꿀 수 있는 것과 바꾸기 어려운 것이 서서히 구분된다. 저녁 식사는 업무 효율 때문에 크게 손대기 어려울 수 있다. 게다가 젊어서 체형 변화도 거의 없고, 건강에 대한 동기도 크지 않다.

그렇다면 질문을 바꿔야 한다. 이 젊은이에게 식행동을 바꿀 만한 동기는 무엇일까? 건강한 젊은이에게 먼 미래의 심근경색이나 암 예방을 이야기해도 와닿지 않을 것이다. 대신 장기적인 이야기 중에서 현실적으로 다가올 만한 것이 있다면 그건 바로 '멘탈'일 것이다.

식사의 질과 우울증 발병 사이에는 비교적 신뢰할 만한 연관성이 보고되어 있고, 업무 생산성과도 관련이 있는 것으로 보고된다.[19~20] 격무 속에서 실제로 우울증을 앓는 동료들을 직접 보아 왔기 때문에 '누구나 우울증에 걸릴 수 있다'라는 사실을 실감하고 있다. 예방할 방법이 있다면 미리 해 두고 싶을 것이다. 이 정도면 식습관 개선의 충분한 동기가 될 수 있다.

그다음 단계로는 식습관의 질이 높을수록 우울증 발병 위험이 낮아진다는 연구 결과를 바탕으로, '식습관을 개선하는 것' 자체를 눈에 보이는 목표로 설정하는 것이다.[21] 특별히 선호하는 식습관이 있는 것도 아니므로, 예를 들어 대안적 건강식 지수AHEI를 높이는 것을 목표로 삼아 보자.

그렇다면 AHEI를 어떻게 높여야 할까? 다시 한번 구성 요소를 살펴보자.

- **많을수록 좋은 것** : 채소, 과일, 통곡물, 견과류, 콩류, 오메가-3 지방산 등 좋은 기름
- **적을수록 좋은 것** : 설탕이 들어간 음료(주스 포함), 적색육, 트랜스지방, 염분

이 가운데 '가장 달성하지 못하고 있는 것'을 개선하는 것이 가장 효율적으로 대안적 건강식 지수라는 점수를 올리는 방법이다. 시험에서 80점을 90점으로 올리는 것보다 10점을 20점으로 만드는 게 훨씬 쉽다. 또 하나 중요한 관점은 '이걸 먹으면, 대신 무엇을 덜 먹게 되는가'다. 이를 바탕으로 어떤 구성 요소가 타깃이 될 수 있을지 생각해 보자.

먼저 현황 파악부터 시작한다. 채소와 과일은 점심에 병원 식당을 통해 그나마 섭취하고 있다(이상과는 거리가 멀지만). 통곡물, 견과류, 콩류는 거의 먹지 않는다. 오메가-3 지방산은 점심에 생선이 나오는 날에만 섭취한다.

기름 종류는 잘 파악하지 못하고 있다. 설탕이 들어간 음료는 매일 에너지 드링크 한 병뿐이다. 적색육 섭취는 많은 편이다. 트랜스지방산은 일본(혹은 한국)에서 평범하게 생활한다면 크게 걱정할 필요가 없다. 염분은 아침과 점심에 많이 섭취하는 편이다. 구성 요소를 보면 대략 이런 상태다. 이걸 바탕으로 우선순위를 정하면 다음과 같다.

- **가장 먼저 바꿀 것**: 통곡물, 견과류, 콩류
- **그다음으로 바꿀 것**: 채소, 과일, 설탕이 들어간 음료

자주 권해지는 방법이지만 '간식을 견과류로 바꾸는 것'은 꽤 효과적이다. 지금 아무 생각 없이 먹고 있는 과자 대신 견과류를 먹으면, 견과류 섭취량을 늘릴 기회가 된다. 다만 과자를 줄이는 일 자체가 대안적 건강식 지수와 직접적으로 연결되지는 않을 수도 있다(식사의 질

은 분명 좋아지지만). 또 나의 경우 견과류를 많이 먹으면 편두통이 생기기 때문에(이 사실은 임상의로 일하던 시절에는 몰랐다), 매일 먹는 습관으로 만들기는 어렵다.

콩류를 단백질원으로 섭취하는 것은 매우 좋은 방법이다. 콩 섭취량이 늘어나고, 그만큼 적색육 섭취량이 줄어들 것이다. 콩을 활용한 식사로는 두부를 넣은 된장국이 있을 것이고, 여의치 않을 때는 두유로 아침을 대체할 수도 있을 것이다.

통곡물 역시 선택할 수 있다면 적극적으로 활용하고 싶다. 병원 식당에서는 매일 흰쌀밥과 잡곡밥 중 하나를 고를 수 있었다. 평소 먹는 밥을 잡곡밥으로 바꾸기만 해도 점수는 눈에 띄게 오른다. 간단하지만 매우 효과적인 선택지다.

저녁 식사를 크게 바꾸기는 어렵지만, 방법이 없는 것은 아니다. 요거트를 과일이 들어간 제품으로 바꾸거나, 플레인 요거트에 바나나 같은 과일을 넣어 먹는 것도 좋은 방법이다. 과일은 맛이 있기 때문에, 먹게 되는 시스템만 만들어 두면 섭취를 유지하기도 쉽다.

혹은 저녁에 편의점 샐러드를 하나 추가하는 것도 괜찮다. 배가 불러서 일을 못하는 게 문제라면, 에너지원이 되지 않는 샐러드는 오히려 도움이 된다. 어느 쪽이든 매일 과일이나 채소를 섭취하게 되므로, 대안적 건강식 지수 점수가 크게 개선될 것이다.

에너지 드링크는 '설탕이 들어간 음료'라는 점에서 건강 점수를 깎는 요소다. 같은 각성 효과를 기대할 수 있는 커피나 홍차, 녹차(모두 무가당)로 바꾸는 것은 매우 유용하다.[13]

이렇게 하나씩 정리해 가는 과정이 바로 식습관 개선의 목표 설정이다. 핵심은 '지금의 내 생활을 받아들이고, 내가 통제할 수 있는 부분을 정확히 아는 것'이다. 식사를 '열심히' 하는 것이 아니라, 열심히 하지 않아도 괜찮은 시스템을 만드는 것이 목표다.

환경에 의한 영향 파악하기

여기서 '환경'이라는 키워드를 조금 더 깊이 들여다보려 한다. 아무리 현실적이고 좋은 목표를 세워 식습관 개선에 나선다 해도, 환경을 바꾸려는 의식이 없으면(혹은 바꾸지 않으면) 원래 상태로 강렬하게 되돌리려는 힘이 작용한다. 우리의 현재 식습관은 지금까지 쌓아온 경험과 개인적인 요인을 바탕으로, 현재 놓여 있는 환경이 함께 만들어낸 결과이기 때문이다.

현재의 환경이 식습관에 강력하게 영향을 주는 이상, 식습관 개선을 위해서는 최소한 '나는 어떤 환경의 식생활에 놓여 있는가'를 명확히 인식해야 한다. 그 위에서 비로소 어떤 환경을 '바꿀 수 있는지' 명확히 할 수 있다. 식습관 개선을 시스템화하기 위해 꼭 필요한 과정이다.

환경이 식습관에 주는 영향은 우리가 쉽게 알아차릴 수 있는 것도 있지만 그렇지 않은 것도 있다. 그래서 가능한 한 빠짐없이 점검해 보는 것이 중요하다. 게다가 환경이 미치는 영향은 개인의 성향이나 사고방식에 따라 크게 달라진다.

이와 관련해 다양한 이론이 있지만, 여기서는 비교적 이해하기 쉬운 하나의 모델을 소개하고자 한다.[22~23] 다음 그림은 원래 식사로 인한 체중 증가를 설명하는 개념 모델이지만, 식습관 개선을 이해하는 데도 충분히 도움이 된다.

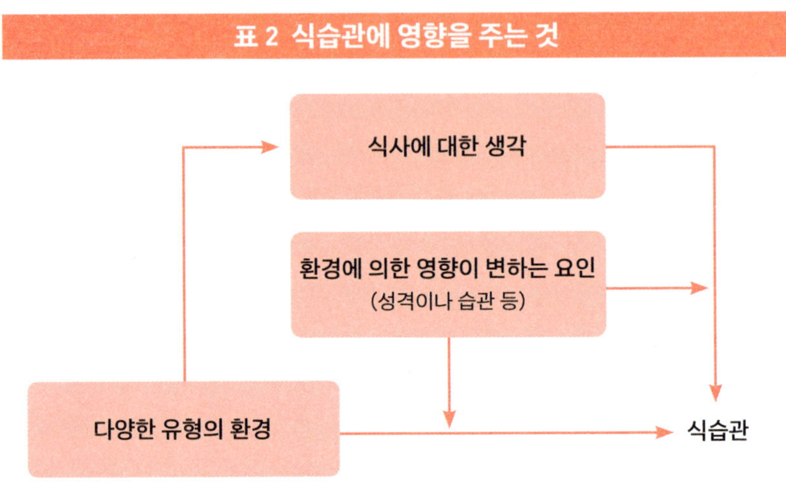

(출처 : Proceedings of the Nutrition Society, vol. 67, no. 3, pp. 307-316의 내용 수정)

이 모델에서 가장 바닥에 놓인 요소는 '환경'이다. 환경은 크게 두 가지로 나눌 수 있다. 하나는 개인에게 직접적으로 영향을 미치는 환경이다. 예를 들면 학교에서 급식이 제공되는지, 직장에 구내식당이 있는지, 집 근처에 편의점이나 슈퍼마켓이 있는지 같은 것들이다. 다른 하나는 조금 더 거시적인 환경이다. 식품과 관련된 세금이나 법, 식품이 어떤 방식으로 마케팅되는지 같은 요소들이 여기에 해당한다.

개인에 미치는 환경의 더 구체적인 예로는 직장에 맛있고 저렴하며 건강한 메뉴를 제공하는 구내식당을 들 수 있다. 이런 환경에서는 건강한 식사를 하기 쉬워진다. 거시적인 환경의 더 구체적인 예로는 주세가 오르면 음주량을 줄이는 사람이 늘어나는 현상, 광고에서 본 달콤한 음식을 무심코 사게 되는 행동 등을 들 수 있다. 좀 더 구체적으로 보면, 환경은 다음과 같은 유형으로 나눌 수 있다.

- **식품 접근성** : 집 근처에 슈퍼나 편의점이 있는지, 상품 구성이 어떤지
- **경제적 여건** : 식품에 얼마를 쓸 수 있는지, 식품 가격이 어떤지
- **세금과 법** : 특정 상품에 대한 과세, 식사 선택과 관련된 법과 제도
- **성장 과정** : 어떤 문화의 가정·지역에서 자랐는지, 사회적 규범 등

연구에 따르면 단순히 식품에 대한 접근성보다도 자라온 문화나 규범이 더 큰 영향을 주는 사례가 많다고 한다. '환경'이라는 말을 막연하게 쓰기보다, 이런 식으로 유형을 따져 보면 내가 어떤 환경의 영향을 받아 지금의 식습관을 갖게 되었는지 훨씬 구체적으로 보이기 시작한다.

구체적인 과학적 근거의 예를 들어 보자. 다음과 같은 환경이 특히 지금의 식습관에 강하게 영향을 준다고 보고되어 있다.[24]

- 가족이 건강한 생활 습관을 지니고 있으면 아이도 성장 후 건강한 생활 습관을 유지하게 된다.
- 건강한 식품을 구하기 쉬운 물리적 환경은 아이와 어른 모두에게 중요하며, 특히 학교나 직장은 식습관을 바꾸는 데 중요한 장소다. (급식이나 구내 식당이 중요하다는 뜻이다.)

- 어린 시절 경제적으로 어려웠거나 현재 소득이 낮은 경우, 건강하지 못한 식사를 할 가능성이 크다.

이런 환경이 근본적인 원인으로 작용하지만, 그렇다고 모든 사람에게 똑같이 영향을 주는 것은 아니다. 어떤 사람은 환경이 어떻든 건강을 중요하게 생각해서 좋은 식습관을 유지하는가 하면, 어떤 사람은 애초에 먹는 것에 관심이 없어서 늘 비슷한 메뉴만 먹는다.

현미를 예로 들어 보자. 평균적으로 보면 현미는 건강에 좋은 식품이지만, 실제로 현미를 선택할지 말지는 과거의 문화적 환경에 크게 좌우된다. 흰쌀밥이 '귀한 음식'이던 시절을 경험했거나 그 영향을 받은 경우, 현미를 '맛없는 음식'으로 인식하는 경우도 적지 않다. 이런 인식이 남아 있다면 현미를 습관적으로 먹는 일은 생각보다 어렵다.

이 모델에는 크게 두 가지 목표가 있다. 하나는 환경을 바꿔서 행동에 직접 개입하는 방법이고, 다른 하나는 환경을 통해 식사에 대한 인식과 생각을 바꾸는 방법이다.

환경이 직접 행동에 영향을 주는 대표적인 예는 집이나 직장에 과일을 눈에 잘 띄는 곳에 두는 것이다.[25] 시각과 후각이 직접 자극을 받아 자연스럽게 과일 섭취량이 늘어날 것으로 기대할 수 있다.

반대로 생각에 영향을 주는 환경의 예로는, 깔끔하고 맛있는 레스토랑의 샐러드바를 경험하는 것을 들 수 있다. 이런 경험을 통해 '샐러드를 먹는 일은 만족스럽고 멋진 선택'이라는 인식이 생기고, 그 인식이 이후의 행동으로 이어진다.

다만 중요한 점은, 단 하나의 환경 변화만으로 식습관이 극적으로 바뀌지는 않는다는 사실이다. 환경은 여러 층위에서 동시에 작용하며, 그 환경이 개인에게 어떻게 인식되는지가 실제 식행동을 좌우한다는 점이 핵심이다.[14]

중요한 내용만 다시 정리해 보자.

- 지금 나의 식습관은 다양한 수준의 환경 영향이 겹쳐 형성된 결과다.
- 내가 어떤 환경의 영향을 받고 있는지 자각하는 것 자체가 식습관 개선의 열쇠가 된다.
- 하지만 단일 환경의 영향은 크지 않다.
- 환경의 영향은 개인의 인식과 성향에 따라 크게 달라진다.

스트레스에 의한 영향 파악하기

스트레스를 받으면 식습관이 무너진다고 생각하는 사람이 많다. 실제로 스트레스는 식습관을 결정하는 중요한 요인 중 하나이며, 이 주제는 충분히 연구되어 왔다. 객관적인 과학적 근거를 아는 것은 자신의 식습관 개선을 위해 반드시 필요하다. 그러나 여기서 차근차근 살펴보겠지만, 결론부터 말하면 스트레스 '그 자체'는 우리가 생각하는 것만큼 두려워해야 할 요인이 아닐 수도 있다.

스트레스와 식행동의 관계를 분석한 여러 연구를 종합한 보고에 따르면, 스트레스를 받을 때 평균적으로는 건강에 덜 좋은 식품 섭취가 '아주 조금' 늘고, 건강한 식품 섭취는 줄어드는 경향이 나타났다.[26]

그러나 연구 결과 간의 편차가 매우 커서, 단순히 평균을 내어 논의하는 것 자체가 큰 의미가 없을 수도 있다.

흥미로운 점은, '스트레스로 인해 불건강한 식품을 과도하게 먹지 않으려는 의식'이 식행동에 영향을 준다는 사실이 통계적으로 확인되었다는 것이다. 실제로 이런 의식, 즉 저항력을 가진 사람일수록 스트레스가 식행동에 미치는 영향은 더 적게 나타났다.

이 분야는 아직 연구가 진행 중이지만, 적어도 한 가지 분명하다. 일반적으로 생각하는 것만큼 스트레스가 식습관에 미치는 영향이 뚜렷하지는 않다는 점이다.[15] 앞서 살펴본 모델을 떠올리면 이유를 이해할 수 있다. 식습관은 원래 매우 복합적으로 결정되는데, 개인적 요인보다 더 근본적인 '환경', 특히 사회문화적 환경이라는 요인이 전제되어 있다. 사회문화적 환경이 스트레스의 큰 원인이 되고, 그 결과 개인이 스트레스를 어떻게 인지하는지가 달라진다. 우리가 느끼는 스트레스는 개인 내부에서 갑자기 생겨나는 것이 아니라 환경이 만들어낸 조건 속에서 인지되는 결과물에 가깝다.

이렇게 보면 스트레스는 개인 내부 요인 가운데 가장 대표적인 요소이긴 하지만, 식행동을 직접적으로 좌우하는 결정 요인이라고 보기는 어렵다. 그렇다면 '의욕'이나 '결심' 같은 개인의 마음가짐이 식습관에 미치는 영향이 얼마나 보잘것없는지도 알 수 있다. 그렇기에 '열심히 노력해서 식습관을 바꾼다'라는 발상만으로는 충분하지 않다. 식습관 개선의 관건은 개인의 의지가 아니라, '여러 의미에서의 환경'과 그 환경을 바라보는 '인지 방식'이라는 더 근본적인 원인을 살피는 데 있다.

'자기식' 다이어트로 체중이 줄어든 사람들

앞서 말했듯이, 스트레스가 식습관에 미치는 영향은 흔히 생각되는 것만큼 분명하지 않다. 이 점을 바탕으로 이제 식습관을 어떻게 개선해 나갈 수 있을지 조금 더 구체적인 이야기를 해 보려 한다. 나는 전문 분야 특성상 건강 상담을 자주 하는데, 특히 30~50대의 한창 일하는 사람들이 '자기식' 다이어트를 시도하는 모습을 많이 본다. 출처는 책인 경우가 많고, 팔레오 다이어트 Paleo Diet, 키토제닉 다이어트 Ketogenic Diet 같은 저탄수화물 다이어트, 혹은 간헐적 단식 Intermittent Fasting(일주일에 몇 번 가벼운 단식을 하는 방법) 등이 대표적이다. 이런 방법들은 과학적으로도 단기적인 체중 감소 효과가 보고된 바 있고, 실제로 잠시나마 다이어트 효과를 경험하는 사람도 많다.[27~28]

하지만 이런 방법으로는 이 책의 목표인 '식습관 개선'을 달성하기가 쉽지 않다. 다시 말해, 식사를 통해 다양한 질환을 예방하는 효과를 최대화하기는 어렵다.

유명한 다이어트에는 대개 그럴듯한 설명이 따라붙는다. 인크레틴 Incretin 분비를 촉진한다거나, 케톤체 Ketone Bodies 대사를 유도한다거나, 자가포식 Autophagy 기전을 활성화한다는 식이다. 이런 설명이 완전히 틀렸다고 할 수는 없지만, 그것만으로 '과학적으로 입증된 건강 효과'라고 하기는 어렵다. 인간을 대상으로 한 연구에서 과학적 효과를 말하려면, 그 메커니즘이 실제로 어떤 건강상의 이점으로 이어졌는지도 설명할 수 있어야 한다. 예를 들어 '간헐적 단식으로 자가포식이 활성화되었다'라는 사실이 체중 감소, 사망률 감소, 심근경색 위험 감소 같은 결과가 함께 제시되어야 한다. 따라서 이런 다이어트의 효과가 없다는 말은 아니지만, 장기적인 건강 효과는 입증되지 않았다는 점을 분명히 해둘 필요가 있다.

건강 효과를 입증하기 어려운 이유는 '사람들 대부분은 극단적인 식사법을 오래 하지 못하기 때문'이다. 지속하지 않으면 당연히 건강 효과를 입증할 수 없다.

팔레오 다이어트나 키토제닉 다이어트를 생각해 보자. 원시 시대의 육류 중심 식습관을 따른다거나, 지방 대사를 활성화한다는 설명은 매력적으로 들릴 수 있다.[16] 하지만 특히 한국이나 일본처럼 쌀 중심의 식문화를 가진 사회에서 탄수화물을 지속적으로 제한하는 일은 쉽지 않다. 역사적으로 쌀 중심의 식문화를 어린 시절부터 경험해 왔다는 점이 한 요인이다. 어린 시절부터 형성된 식경험뿐 아니라, 탄수화물 위주의 식품이 어디서나 손쉽게 구할 수 있고 적극적으로 마케팅되는 환경 역시 큰 영향을 미친다. 이런 요소들은 사회문화적 환경이자 물리적·경제적 환경으로 작용한다. 즉 한국과 일본은 저탄수화물 다이어트를 실천하기 어려운 환경에 놓여 있으며, 이에 맞서 탄수화물을 계속해서 피하는 것은 보통 어려운 일이 아니다.

따라서 저탄수화물 다이어트를 적극적으로 권장할 이유는 없지만, 그렇다고 무조건 부정할 필요도 없다고 본다. 건강한 식사에 관심을 기울이는 것 자체는 매우 중요하므로, 한 번쯤 해 보는 것은 충분히 의미가 있다. 다만 기대했던 체중 감소 효과를 얻지 못했다고 해서 식습관 개선에 대한 의욕까지 꺾여 버린다면, 그것만큼 아까운 일도 없다. 그래서 나는 늘 '다이어트 효과를 너무 기대하면 역효과가 날 수 있다'라고 조언한다. 어느 정도 시도해 보면 "이걸 평생 하기는 어렵겠네"라고 느끼는 순간이 오는데, 그 시점에서 이상적인 식습관 개선법으로 서서히 전환하는 것이 좋다.

그때 중요한 관점의 전환이 있다. '탄수화물을 줄인다'에서 '정제곡물과 당류를 줄인다'로 시선을 옮기는 것이다. 탄수화물 자체를 엄격히 제한할 필요는 없으며, 이를 뒷받침할 과학적 근거도 없다. 대신 통곡물(현미나 통밀빵)을 주된 탄수화물 공급원으로 삼으면 체중 감소를 포함한 여러 효과를 기대할 수 있다. 이를 어떻게 일상생활에서 시스템화하느냐가 핵심이다.

집에서 직접 요리하는 사람이라면, 우선 현미와 백미의 비율을 1:1이나 1:2 정도로 섞어 매일 밥을 짓는 것을 권한다. 점차 현미 맛에 익숙해지면 비율을 바꿀 수 있다. 장기적인 노력이 요구되므로 처음부터 큰 변화를 시도하는 것은 바람직하지 않다.

집에서 요리하지 않는 사람이라면, 어떻게 현미를 주식으로 만들 수 있을지 충분히 고민하는 과정이 필요하다. 예를 들어 자주 가는 식당이나 구내식당에 현미나 잡곡밥 선택지가 있다면, 항상 그것을 고르는 것만으로도 좋은 습관이 된다.

물론 현미에 대해 '맛이 없다'라거나 '먹기 불편하다'라는 인식을 가진 사람도 많다. 그런 경우에는 이 방식이 잘 맞지 않을 수도 있다. 정말 맛있는 현미를 좋은 공간에서 경험해 보는 식으로 인식을 바꾸는 방법도 있지만('환경에 의한 영향을 파악하기' 참조), 애초에 '저탄수화물이 좋다'는 (그다지 과학적이지 않은) 생각을 내려놓고 식사의 다른 요소를 개선하는 길도 있다. 예를 들어 과일 섭취를 늘리는 것만으로

도 많은 사람에게는 식습관 개선의 꽤 큰 한 걸음이 된다.[17]

회식이나 술자리가 많아
살을 빼지 못하는 경우

"살을 빼고 싶지만 회식이나 술자리가 많아 살이 빠지지 않아요."

이렇게 말하는 사람들은 비단 직장인만이 아닐 것이다. 이런 경우 우선 섭취 칼로리라는 관점에서 '왜 살이 찌는지'를 생각해 보자. 일상적인 생활에서 섭취 칼로리는 거의 일정하다. 어느 날 과식해도 2주일 정도를 평균 내면 대개 비슷하다. 그 균형이 깨질 정도의 외적 자극 등으로 인해 섭취 칼로리의 '평균치'가 증가할 때 체중이 늘어난다.

술자리에서는 술과 맛있는 안주를 즐기느라 아무래도 과식하게 마련이다. 앞서 말한 원리에 따르면, 술자리에서 과식한 만큼 다른 날에 섭취하는 칼로리가 적어진다면 체중이 늘지는 않을 것이다. 그래서 가장 먼저 점검해야 할 부분은 '술자리가 없는 날의 저녁 식사'인 경우가 많다.

체중이 늘어나는 이유는 사람마다 다르지만, 비교적 많은 사람에게 도움이 되는 방법이 있다. 나는 평소 미국에서 지낼 때는 체중(이나 섭취 칼로리)이 거의 일정하지만, 일시 귀국했을 때는 술자리가 아무래도 늘어나는 경향이 있다. 그럴 때마다 내가 의식적으로 지키는 습관은 단순하다. '술자리가 없는 날에는 술자리에서 과하게 섭취한 것을 줄이고, 부족해지기 쉬운 것을 섭취한다'라는 원칙이다. 구체적으로는 술자리가 없는 날의 저녁 식사를 채소와 과일만으로 구성한다.[18] 이렇게 하면 섭취 칼로리는 자연스럽게 줄어들고, 건강에 좋은 영양소를 섭취할 수 있으며 어느 정도 포만감도 얻을 수 있다. 이런 방식을 습관화하면 술자리에서 과다 섭취한 칼로리를 평균화하는 효과를 기대할 수 있다.

술자리에서 알코올 섭취량을 줄이고, 술자리가 없는 날에는 알코올을 마시지 않는 것도 매우 중요하다. 알코올을 마시면 알코올 자체의 칼로리뿐만 아니라 먹는 양도 늘어나기 쉽다. 첫 잔 정도는 어쩔 수 없다고 해도, 그 이후부터는 과음하지 않도록 의식하는 것이 핵심이다. 알코올은 내성이 생기므로 매일 마시다 보면 마시는 양이 늘어난다. 술자리가 잦은 사람일수록 평소에는 무알코올 음료를 마시는 것이 좋다.

식습관 관점에서 특히 술자리에서 주의할 점은 '염분'이다. 한식이나 일식은 재료 구성만 놓고 보면 비교적 균형이 잘 잡힌 경우가 많다. 견과류나 통곡물은 부족하지만 채소와 콩류, 해산물이 풍부하다는 점은 건강에 좋아 보인다. 문제는 염분 섭취량이 쉽게 늘어난다는 점이다.[19]

따라서 술자리가 없는 날일수록 염분 섭취를 의식적으로 줄이는 것이 좋다. 염분 섭취량은 정확히 측정하기 어렵기 때문에 연구에서도 다루기 까다로운 지표지만, 대신 '섭취한 염분 대비 칼륨 섭취량의 비율'은 비교적 신뢰도 높은 지표로 사용된다. 이 비율이 낮을수록 심혈

관질환과 고혈압 위험이 낮은 경향을 보인다.[29~30]

'염분을 많이 섭취했어도 칼륨을 많이 먹으면 문제없다'라고 단정할 수는 없지만, 칼륨이 풍부한 채소와 과일을 늘리는 것은 그 자체로 합리적인 식행동이라고 할 수 있다.

매일 건강한 음식을 준비하느라 지쳐 버린 이들을 위해

"매일 '열심히' 건강한 음식을 준비해도 가족이 잘 먹어 주지 않고,
   매번 다른 식단을 짜는 것이 힘들다."

이런 고민 역시 매우 흔하다. 이럴 때 생각해야 할 핵심도 결국 어떻게 하면 높은 식습관 점수를 유지할 수 있느냐라는 점이다.

식습관에서 가장 중요한 것은 '평소 평균적으로 무엇을 먹고 있는가'다. 가끔 파티에서 과자나 디저트를 잔뜩 먹는 것은 보통 '식습관'이라고 부르지 않는다. 그보다는 예를 들어 아침 식사로 '늘' 무엇을 먹고 있는지가 식습관에서 중요한 요소다. 아침마다 버터나 잼을 바른 토스트를 먹고 있다면, 그 기본값을 다른 선택지로 바꾸는 것만으로도 식습관 점수는 크게 개선된다.

내가 실제로 실천하고 있는 방법은 아침 식사를 과일, 채소 수프, 통밀빵으로 구성하는 것이다. 과일은 사과나 오렌지가 대부분인데, 종류는 크게 신경 쓰지 않는다. 채소 수프는 양파, 당근, 피망을 토마토

소스에 넣어 끓인 뒤 닭고기나 참치를 넣은 것이 전부다.[*] 식사 준비에 드는 노력을 최소화하면서 식습관 점수를 최대화하는 것이 목적이며, 여러 시행착오 끝에 이 방식에 도달했다.

식사 취향은 사람마다 완전히 다르므로 이 방법을 그대로 따라 할 필요는 전혀 없지만, 하루 중 가장 통제하기 쉬운 아침 식사에서 '늘 먹는 것'의 질을 개선하는 것은 식습관 개선에서 매우 손쉬운 수단이다.

아침을 거의 먹지 않던 사람이 이런 변화를 시도하면, 아침에 섭취한 칼로리만큼 점심·저녁이나 간식에서의 섭취량이 자연스럽게 줄어든다. 그리고 그 줄어드는 부분은 대개 상대적으로 건강에 좋지 않은 음식인 경우가 많다. 그 결과 '나쁜 음식 섭취가 줄어든다'라는 점에서도 식습관 점수는 개선된다.

반대로 저녁마다 건강하고 정성스러운 식단을 차리기 위해 애를 써도, 그것이 '늘 먹는 것'으로 자리 잡지 못한다면 비용 대비 효과는 크지 않다. 건강이라는 관점에서는 식습관 점수를 높이는 것 자체를 목표로 삼아야 하며, '늘 먹는 것'을 바꾸는 것이 매우 유효한 수단이 된다.

앞서 언급한 것처럼 밥을 지을 때 현미를 섞는 것도 식습관 점수를 개선하는 데 매우 유용하다. 특별한 노력을 하지 않고도 '평소 하던 방식'으로 만들 수 있고, 현미에 대한 거부감이 크지 않은 연령층에서

---

[*] 본문에서 제시된 채소 수프는 과일, 채소 수프, 통밀빵으로 구성된 비교적 단순한 아침 식사의 예로, 채소 중심 식단의 한 형태로 이해하는 것이 적절하다. 흔히 알려진 '마녀수프'는 일정 기간 동안 특정 채소 수프 중심으로 식단을 제한하는 단기 다이어트 식단을 의미하는 경우가 많다. 여기서 말하는 채소 수프는 닭고기나 참치 등 단백질 식품을 더해 일반적인 식사 형태로 구성되어 있기 때문에 통상적으로 알려진 '마녀수프'와는 다르다.

는 비교적 수월하게 정착된다.

현미가 포함된 비소를 아이에게 먹이는 게 걱정되는 사람도 있겠지만, 일본에서 현미에 포함된 비소의 양은 많아도 백미의 두 배 정도다. 일본 내각부 식품안전위원회는 '일본인이 식품을 통해 섭취하는 비소의 현황에 문제가 있다고 보지 않는다'라고 밝히고 있다.[31] 나 역시 크게 문제 될 수준은 아니라고 생각한다.

오히려 통곡물 섭취량이 적다는 점이 더 큰 문제다. 애초에 집 밖에서 먹는 주식은 백미인 경우가 많으므로, 집에서 먹는 밥을 매일 현미로 바꾼다고 해도 걱정할 정도로 비소 섭취량이 늘어나지는 않을 것이다. 또 쌀을 충분히 씻으면 비소 농도가 줄어든다고도 알려져 있다.

그래도 마음에 걸린다면 억지로 현미를 식사에 도입할 필요는 없다. 거부감이 드는 식습관은 오래 지속하기 어렵기 때문이다. 그럴 때는 다른 부분을 바꾸는 편이 낫다.

아이와 어른 모두에게 효과적인 방법으로는 과자를 집에 사두지 않는 것이 있다. 대신 과일을 눈에 보이게 두거나 통곡물 시리얼이나 견과류를 두는 것이다. 사러 나가려면 귀찮으니 집에 있는 동안은 눈앞에 있는 것 중에서 고르게 된다. 이 방법은 집에 머무는 시간이 긴 사람일수록 효과적이다.

술도 마찬가지로, 집에 없으면 일부러 사러 나갈 가능성은 줄어든다.[20] 설탕과 술은 의존성이 강해 습관화되기 쉬우므로 주의가 필요하다. 자신의 식습관을 돌아보고 거의 매일 반복하고 있는 '좋지 않은 습관'이 있다면, 주변 환경을 바꿔서 조정할 수 있는 게 없는지 살펴보자.

이렇게 '쉽게 개선할 수 있는 평소 습관'을 하나씩 손보는 것이 식습관 개선의 본질적인 단계다. 여기에는 '열심히 한다'라는 태도보다 오히려 '열심히 하지 않아도 되게 만드는' 시스템을 만드는 관점이 필요하다.

이 과정을 충분히 거친 뒤에, 더 개선하고 싶다는 마음이 들면 그때 저녁 식단처럼 '어려운 문제'에 도전하면 된다. 그때도 핵심은 같다. 얼마나 덜 애쓰면서, 어떻게 '평소 습관'으로 정착시키느냐다.

식재료는 '월요일은 생선'처럼 요일별로 정해두는 것이 좋다. 선택지가 많을수록 고민하는 데 드는 에너지가 늘어나 식단을 짜기가 어려워진다. 염분 섭취가 걱정된다면 저염 소금이나 저염 된장을 사용하는 것도 현실적인 접근이다. 저염 소금은 연구 분야에서도 주목받고 있는데, 염화나트륨의 일부를 염화칼륨으로 대체하는 방식으로 만들어진다. 고혈압과 뇌졸중 예방 효과가 있다는 점은 여러 대규모 무작위 대조 시험에서 확인되었고, 안전성도 확립되어 있으므로 좋은 선택지라 할 수 있다.[32~34]

식기나 용기를 활용하는 방법도 효과적일 수 있다. 흥미로운 예로, 일본의 한 연구에서는 라멘을 먹을 때 구멍이 뚫린 렌게(국자 형태의 스푼)를 사용하면 염분 섭취량이 줄어들었다고 보고했다.[35] 한 번에 나오는 소금의 양이 적은 소금통을 사용하는 것도 비슷한 맥락에서 도움이 된다.[21]

식사는 본래 즐거운 행위다. 건강을 생각하느라 식사가 고통이 된다면 그 자체로 방향이 어긋난 것이다. 건강한 식습관에 가까워지기 위해서는 얼마나 적은 노력으로 '늘 먹는 것'을 바꿀 수 있느냐는 관점에 서야 하며, 억지로 무언가를 할 필요는 없다. 뒤에서 설명하겠지만, 정기적으로 식습관을 점검하고 환경을 조금씩 바꿔 나가는 것이 가장 효과적인 길이다.

편의점 활용 기술

현대의 바쁜 생활 속에서 외식이나 편의점 음식의 비중이 늘어나는 것은 어쩔 수 없는 일이다. 업무나 육아 등 여러 사정으로 인해 일주일에 몇 번은 편의점 음식을 사 먹어야 사람도 적지 않다. 실제로 집단을 기준으로 살펴보면, '편의점을 자주 이용하는 사람'은 '편의점을 거의 이용하지 않는 사람'에 비해 식사의 질이 낮고 비만 비율이 높다는 연구 결과들이 보고되어 있다.[36~38]

물론 편의점에서 파는 제품이 모두 건강에 나쁜 것은 아니다. 채소와 과일, 생선, 비교적 건강한 음료 등도 함께 진열되어 있다. 즉 '편의점의 영향'을 한마디로 단정 지을 수는 없으며, 결국 그곳에서 평소 어떤 선택을 하느냐에 달려 있는 셈이다.

앞서 언급한 '편의점을 자주 이용하는 사람일수록 건강 위험이 높다'라는 논의 역시, 이들이 전반적으로 건강에 불리한 식습관을 가질 가능성이 높다는 점으로 이해할 수 있다. 다시 말해, 편의점에 가는 행위 그 자체가 나쁘다는 의미는 아니다.

그래서 중요한 것은 '편의점에서 무엇을 고르느냐'다. 내가 추천하고 싶은 선택지는 냉동식품과 냉장 반찬 단품이다. 편의점에 들어서면 도시락이나 튀김류에 먼저 눈길이 가기 쉽지만(솔직히 나도 그렇다), 상대적으로 주목받지 못하는 냉동식품과 냉장 반찬 코너에는 의외로 활용도 높은 제품들이 많다.

냉동식품 중에서는 냉동 손질 채소와 냉동 손질 과일을 추천한다. 편의점에서 생채소를 고르기 어렵게 느껴질 수 있지만, 냉동 손질 채소를 상비해두면 일단 충분하다. 브로콜리, 시금치, 다진 파 등은 조리하기 쉬운 형태로 오래 보관할 수 있다(마트에서 냉동 채소믹스, 볶음밥용·찌개용 채소, 다진 마늘·청양고추, 냉동 블루베리나 딸기 등을 대용량으로 구비해 식비를 아끼는 방법도 있다). 전자레인지에 데운 뒤 가쓰오부시 가루나 간장을 살짝 뿌려 먹어도 좋고, 편의점 반찬이나 된장국에 조금 더하는 방식으로 활용해도 괜찮다.[*] 냉동 손질 과일은 플레인 요거트에 섞어 먹거나 그대로 먹어도 충분히 맛있다. 베리류나 파인애플 등 종류도 다양하다.

냉장 반찬 단품도 추천할 만하다. 특히 생선류, 예를 들면 고등어나 연어는 외식으로 먹어도 손색 없는 수준이다. 밥을 짓기 번거롭다면 즉석밥을 활용하면 된다. 가능하다면 가끔은 현미를 고르는 것도 좋다. 이런 것들을 조합하면 편의점 도시락보다 오히려 비용이 적게 든다.

---

[*] 한국의 경우, 냉동 채소를 참기름, 소금, 마늘, 간장, 후추 등 기본 양념으로 간단히 무치거나 볶아 먹는 방식이 흔하다.
간단한 예로, 채소믹스를 간장, 참기름, 깨와 함께 볶아 '간장 채소 볶음' 같은 간단한 반찬으로 활용하거나, 채소믹스에 달걀을 함께 넣어 오믈렛, 계란찜, 스크램블 같은 한 끼 메뉴로도 만들 수 있다.

편의점을 자주 이용하는 사람이라면, 한 번쯤은 자주 가는 매장 안에 어떤 상품들이 있는지 천천히 살펴보는 것이 좋다. 육아 중이라 요리가 부담스럽게 느껴질 때도 편의점을 잘 활용하면 상당한 시간과 에너지를 절약할 수 있다. 또 편의점 활용법에 관심을 갖는 것 자체가 행동 변화를 위한 중요한 단계가 된다. 이와 관련해 참고할 만한 좋은 자료들도 많으니, 여유가 될 때 하나씩 찾아보는 것도 도움이 될 것이다.

1년에 한 번, 식습관을 점검한다

이 장의 마지막으로 식습관을 점검하는 시점과 중요성을 짚어 보려 한다. 애초에 식습관 개선의 목적은 '(목표로 하는) 식습관 점수를 높이는 것'에 있다. 체중이나 혈압 같은 수치를 목표로 삼는 것은 바람직하지 않다(이 장 앞부분 참고). 이 목표의 달성 정도는 식습관 점수를 측정함으로써만 직접적으로 알 수 있다. 그렇다고 점검을 자주 할수록 좋은 것은 아니다.

식습관은 보통 '지난 1년간 평균적으로 ○○을 일주일에 얼마나 먹는가' 같은 질문지를 통해 측정한다. 예컨대 이 책을 읽고 식습관 개선을 결심해, 간식으로 과자 대신 견과류를 먹기 시작했다고 하자. 한 달 뒤에는 어떤 변화가 일어날까? 원래라면 질문지의 답변은 거의 변하지 않아야 한다. '1년 평균'을 묻는 질문이기 때문이다. 그런데 실제로는 최근에 개선한 식습관, 즉 견과류 섭취 증가와 과자 섭취 감소가 질문지에 과도하게 반영되는 경우가 많다.

아무리 기간이 명시되어 있어도 우리는 최근의 식습관을 더 크게 평가하는 경향이 있다. 이런 방식으로는 '건강이라는 관점에서 식습관이 어느 정도 개선됐는지'를 제대로 알 수 없다.

그래서 식사 질문지를 사용할 때는 간격을 어느 정도 띄울 필요가 있다. 기본적으로는 6개월 이상, 가능하다면 1년 정도 간격을 두는 편이 장기적인 식습관을 더 정확하게 파악할 수 있다고 보고돼 있다.[39] 앞선 예에서도 1년 후에 점검해야 비로소 간식으로 견과류를 먹는 것이 습관으로 자리 잡았는지 판단할 수 있다. 습관이 됐다면 그 자체가 분명 건강에 긍정적으로 작용하고 있다는 뜻이다.

그렇다고 1년 동안 아무런 점검도 하지 말아야 한다는 뜻은 아니다. 오히려 정기적으로 확인하는 편이 목표로 하는 식습관에 도달할 가능성을 높여 준다. 이때의 점검은 점수 측정이 아니라, 내가 목표로 삼은 식습관 요소를 얼마나 달성하고 있는지 확인하는 용도로 활용하는 것이 바람직하다.

이런 확인은 그동안 건강 상담이나 영양 지도라는 형태로 이루어져 왔지만, 이 책의 내용을 충분히 이해했다면 스스로 질문에 답하면서 자기 주도적으로 변화를 추적해도 무방하다. 이를 하나의 가이드로 삼아 1년 뒤 식습관 점수가 개선되는 것을 목표로 삼기를 바란다.

한눈에 보는 4장

1. 식습관 개선이 실패하는 이유는 과학적 근거가 없는, 잘못된 식습 관을 목표로 삼기 때문이다. 건강식은 맛없다거나 비싸다는 고정관 념 또한 행동 변화를 가로막는 주요 원인이다.

2. 식사 질문표를 통해 자신의 식습관을 객관적으로 파악하고 수치화 해야 한다. 지난 1년간의 평균적인 섭취 빈도를 묻는 간단한 질문 표에 답함으로써, 현재 내 식사의 질이 어느 정도인지 점수로 확인 하는 것이 개선의 시작이다.

3. 식습관 개선의 진짜 목표는 수치가 아니라 '점수를 개선하고 유지 하는 것' 자체여야 한다. 체중 감량이나 검사 수치 개선은 기대만큼 나타나지 않을 수 있으며, 이에 실망해 개선 자체를 포기하는 일은 없어야 한다.

4. 노력하지 않아도 식습관이 바뀌는 '시스템'과 '환경'을 만들어야 한 다. 집안에 과자를 치우고 과일을 눈에 띄는 곳에 두는 식으로 물리 적으로 환경을 조성한다면 자연스럽게 식행동을 변화시킬 수 있다.

5. 자신의 생활을 있는 그대로 받아들이고 통제 가능한 부분부터 공략 해야 한다. '편의점 냉동 채소 활용하기' '흰쌀밥을 잡곡밥을 바꾸 기'처럼 바쁜 일상에서 힘들이지 않고도 실천할 수 있는 지점을 찾 아야 한다.

5장

만병통치약을 기다리지 말자

마지막 장에서는 식습관 개선 방법에 대해 조금 더 깊이 들어간다. '식습관을 개선한다'라는 중심을 유지하면서, 이상적인 다이어트 방법과 영양제 활용법, 노화 예방을 과학적 근거를 바탕으로 설명해 나간다. 그 과정에서 지금까지 거의 다루지 않았던 최신 연구를 소개하고, 앞으로 식사 과학이 어떤.방향으로 나아갈지 살펴본다. 이 장을 통해 '어떤 식사가 좋은지, 어떤 영양제가 효과가 있는지, 새롭게 등장하는 정보들을 어떻게 해석하면 좋은지'에 대한 기준을 얻을 수 있을 것이다.

이상적인 다이어트법

이 책에서는 식습관을 개선하는 것 자체가 목표이며, 체중 같은 숫자를 목표로 삼는 방식은 오히려 역효과를 낳을 수 있다고 반복해서 이야기해 왔다. 그렇다면 체중을 목표로 삼지 않는 '이상적인 다이어트'란 무엇일까? 이를 '생활 습관 교정'이라는 관점에서 보면, 결국 식사·운동·수면·음주량을 전반적으로 조정하는 것으로 정리할 수 있다. 건강한 식습관이 자리 잡히면, 비만인 사람의 경우 자연스럽게 몇 킬로그램 정도의 체중 감소가 나타나는 경우가 많다(이는 지중해식 식단 등의 연구를 통해 밝혀졌다). 동을 해도 어느 정도는 살이 빠지지만, 단순히 '얼마나 칼로리를 소모했는가'보다 근육량을 늘려 기초대사량을 높이는 것이 중요하다.[1~3] 다만 근육은 지방보다 무겁기 때문에, 운동으로 근육을 붙이면 체중 자체는 크게 줄지 않을 수도 있다. 분명히 더 건강한 몸이 되었더라도 말이다. 수면 역시 빼놓을 수 없다. 수

면이 부족하면 환경적인 요인에 의해 과식으로 이어지기 쉽다. 자신에게 필요한 시간만큼 충분히 자는 것이 중요하다.[4]

한편 비만 치료에는 보험 적용이 가능한 약도 있다. GLP-1 수용체 작용제(위고비 등)는 임상시험에서 강력한 체중 감소 효과가 입증된 약물이다. 비만이 유전, 환경, 경제적 조건, 사회적 요인 등 수많은 요소가 복합적으로 작용한 결과라는 점을 고려하면(4장 참고), 이를 개인의 노력만으로 해결하기는 사실상 매우 어렵다. 반면 적절한 기준에 따라 GLP-1 수용체 작용제를 사용하면 확실한 감량 효과를 얻을 수 있음이 밝혀졌다. 부작용이 전혀 없는 것은 아니지만, 비만 치료로 얻을 수 있는 건강상의 이점을 고려하면 그 위험은 상대적으로 낮은 편이다.[1]

다만 적응증(어떤 치료나 약, 방법을 사용해도 되는 대상이나 조건)은 반드시 지켜야 한다. 예를 들어 BMI가 약 24 정도인데 단순히 외형적인 이유로 살을 빼고 싶다는 경우는 적응증에 해당하지 않는다. 2024년 시점의 일본에서는 GLP-1 수용체 작용제의 공급이 부족한 상태가 계속되고 있으며, 특히 꼭 필요한 사람이 제대로 구할 수 있어야 한다. 일본에서의 적응 기준은 이런 배경도 고려해 설정되어 있으며, 실제 적용 여부는 의사와의 상담을 바탕으로 결정해야 한다.

미용을 목적으로 한 체중 조절이라면, 결국 가장 본질적인 방법은 생활 습관을 개선하는 것이다. 장기적인 관점에서 이상적인 생활 습관을 갖출 필요가 있으며, 바로 이 책이 권장하는 식습관 개선법을 차근차근 실천하는 것이 가장 효율적인 방법이라고 할 수 있다.

영양제 사용법

"영양제는 식사가 아니다."

이 책에서 반복해서 강조해 온 매우 중요한 전제다. 식습관 개선과 영양제 이야기는 완전히 별개의 문제다. 더 나아가 아래에 서술할 영양제의 효과가 식사의 효과를 넘어서는 일은 있을 수 없다. 그렇다고 해서 무조건 영양제를 '효과 없는 것'이라고 치부하는 태도 역시 과학적이라고 보기는 어렵다. 이런 전제하에 어떤 영양제에 어떤 추가적인 효과를 기대할 수 있는지에 과학적 근거를 소개한다.

영양제의 효과는 어떻게 검증될까

건강한 식사가 여러 질병 예방에 도움이 된다는 사실은 널리 알려져 있다. 건강에 미치는 영향을 생각할 때, 식사는 '다양한 영양소를 섭취하는 행위'로 볼 수 있다. 이 가운데 특히 건강에 효과가 있을 것으로 보이는 영양소만을 추려낸 것이 영양제다.

영양제에는 효과가 있는 것도 있고 그렇지 않은 것도 있다. 그렇다면 '효과가 있는 영양제'는 어떻게 구분해야 할까? 여기서는 의약품이 승인될 때 사용되는 효과 검증의 틀을 참고해 보자.

- 원래 약은 특정 질환에 대해 '메커니즘상 효과가 있음'이 나타난 화합물(등)이다.

- 하지만 시험관이나 쥐 실험에서 효과가 있었다고 해서, 인간에게도 같은 효과가 있는지는 알 수 없다.
- 따라서 약이 승인되려면 수많은 환자를 대상으로 실험을 해야 한다. 이를 무작위 대조 시험이라고 한다.
- 제비뽑기로 약을 먹는 그룹과 먹지 않는 그룹을 나누고, 약을 먹은 그룹에서 치료율이 더 높다면 그 약의 효과가 인간에게도 입증된 것이며, 미국 FDA 등이 이를 승인한다.

이 검증의 틀은 영양제에도 그대로 적용할 수 있다. 영양제는 정제나 분말 형태로 섭취되기 때문에, 식사와 달리 약과 유사한 방식으로 연구하기가 비교적 쉽다.

따라서 얼마나 무작위 대조 시험에서 효과가 입증된 영양제를 선택하느냐가 포인트가 된다. 이 기준을 바탕으로 몇 가지 영양제를 구체적으로 살펴보겠다.

심혈관질환 예방에 효과가 있는 영양제

대표적인 생활 습관병으로는 암과 심혈관질환을 꼽을 수 있다. 이 가운데 먼저 살펴볼 것은 심혈관질환, 특히 심근경색 예방 효과가 비교적 분명하게 확인된 영양제다. 아마 한 번쯤 들어본 적이 있을 피시 오일, 즉 오메가-3 지방산 영양제다. 가족 중에 심근경색 환자가 있다면 본인 역시 위험이 높은 편이므로 하나의 선택지가 될 수 있다. 하지만 덥석 사기 전에 아래 내용을 잘 확인하도록 하자.

피시 오일은 이른바 '좋은 기름'에 속한다. 버터처럼 포화지방산이 많은 지방이나 트랜스지방산 같은 '나쁜 기름'과는 반대로, 지방 대사에 좋은 영향을 주고 나쁜 콜레스테롤LDL을 낮추는 작용을 한다. 대부분의 심근경색은 심장 혈관에 쌓인 지방 덩어리가 터지면서 발생하는데, 이를 방지하는 기능이 있다.

실제로 피시 오일 영양제를 대상으로 한 무작위 대조 시험은 매우 많이 진행되어 왔고, 전체적으로 보면 심근경색 발생을 약 10% 정도 줄일 수 있다는 결과가 나왔다.[5] '고작 10%'라고 느낄 수도 있지만, 1000명이 발병할 상황에서 100명을 예방할 수 있다고 생각하면 결코 미미한 효과는 아니다. 생선 섭취량이 많은 일본에서도 대규모 무작위 대조 시험이 진행되었고, 19%의 심혈관질환 예방 효과가 보고되었다.[2][6~7]

한편 건강검진에서 콜레스테롤 수치가 높으면 콜레스테롤을 낮추는 약이 처방된다. 이를 스타틴Statin 계열 약물이라고 한다. 이런 약을 복용하고 있다면 피시 오일 영양제를 굳이 먹을 필요가 없을까. 이 문제는 최근 연구에서도 검토되었지만, 그 연구에는 중요한 문제가 있어 명확한 결론은 나오지 않았다.[3][8~9]

두 가지를 함께 복용하는 편이 낫다는 근거도 있고, 반대의 결과도 있다.[10] 개인적으로는 스타틴을 복용하고 있지 않으면서 심혈관질환 위험이 높은 사람에게 피시 오일 영양제의 이점이 크다고 본다.

다만 주의할 점도 있다. 피시 오일 영양제는 심근경색뿐 아니라 여러 장기에 좋은 영향을 미치지만, 심방세동이라는 부정맥의 위험을 높일 가능성이 있다.[11] 심방세동은 심장의 박동 리듬이 불규칙해지는 부정맥으로, 뇌경색의 위험 요인이 된다. 피시 오일 영양제가 직접적으로 뇌경색 위험을 높인다는 증거는 없지만, 부정맥이 생기는 것은 누구도 원하지 않는다. 따라서 위험과 이익을 저울질한 뒤 복용 여부를 결정해야 한다.

조금 더 구체적으로 말하자면, 피시 오일 영양제를 선택할 때는 도코사헥사엔산Docosahexaenoic Acid, DHA과 에이코사펜타엔산Eicosapentaenoic Acid, EPA이 함께 들어 있는 제품을 고르고, '피시 오일 기준 하루 1g 이상 복용'하는 것이 효과적이라고 알려져 있다. 특히 생선 섭취량이 적은 사람에게 효과를 기대할 수 있다.[12] 반대로 생선을 통해 오메가-3 지방산을 충분히 섭취하고 있는 사람이라면 아마 영양제가 필요하지 않을 것이다. 제대로 된 영양제는 일본에서는 처방약으로 판매되고 있다. 최종적으로는 의사와 상담해야 하겠지만, 다음과 같은 사람은 오메가-3 지방산으로 얻는 이익이 특히 클 수 있다.[4]

- 심근경색 위험이 높은 경우
- 생선을 많이 먹지 않으며, 앞으로도 섭취량을 늘릴 계획이 없는 경우
- 스타틴을 복용하고 있지 않은 경우

암·치매 예방에 효과가 있는 영양제

암 예방과 관련해 가장 분명한 효과가 확인된 영양제는 '멀티비타민·멀티미네랄(이하 통칭해 멀티비타민)'과 '비타민 D'다. 멀티비타민 영양제는 전 세계적으로 매우 대중적이며, 미국에서는 무려 3분의 1

이 넘는 사람이 멀티비타민을 일상적으로 복용하고 있다.[13]

멀티비타민은 보통 각각의 비타민을 그리 높지 않은 용량으로 혼합한 형태이기 때문에 단일 비타민 제제에 비해 부작용이 적다.[14] 시중의 수많은 멀티비타민 영양제 가운데 과학적 검증이 이루어진 것은 극히 일부지만, 이런 보충제를 통해 이익을 얻을 수 있는 사람도 어느 정도는 있을 가능성이 있다.

멀티비타민의 암 예방 효과를 대규모로 검증한 연구는 대략 세 건 정도가 있으며, 이를 종합하면 암 발생 위험을 약 7% 낮춘다는 결론이 나온다.[15] 폐암에 한정하면 약 25% 정도의 위험 감소가 보고되었다. 개별 연구를 보면 남성에서 암 발생 위험이 30% 감소하는 등 더 강력한 효과를 보인 경우도 있다.[16]

중국에서 이루어진 중규모 연구에서는 멀티비타민 복용으로 위암에 의한 사망 위험을 52% 억제했다는 결과도 발표되었다.[17] 하지만 여러 요소를 종합해 볼 때, 미국의 권위 있는 기관들은 아직 성인 전체에게 멀티비타민을 권장할 정도의 근거는 부족하다고 결론 내리고 있다.[5][18] 다만 지금도 다양한 연구가 계속 진행되고 있으며, 멀티비타민의 암 예방 효과는 여전히 큰 관심을 받고 있다고 볼 수 있다.

한편 비타민 D는 암 예방 효과가 가장 기대되는 단일 비타민으로 꼽힌다.[6] 멀티비타민의 암 예방 효과 중 상당 부분이 비타민 D에 의한 것이라는 해석도 있다. 여러 연구를 종합한 분석에 따르면, 비타민 D 보충제를 복용했을 때 암으로 인한 사망 위험이 약 15% 감소하는 것으로 나타났다. 이 효과는 특히 마른 사람에게서 더 크게 나타날 가능성이 있다.[19~20] 연구에서 주로 사용된 용량은 하루 1000~2000IU 정도다.[7] 아직 가이드라인에서 공식적으로 권장할 단계는 아니지만, 이런 결과들은 개인적으로 충분히 기대해 볼 만한 결과라고 생각한다.

한편 단일 비타민에는 부작용 위험이 있으며, 비타민 D 보충제의 경우 신장결석 위험이 약간 증가한다는 점이 일관되게 보고되고 있다. 멀티비타민은 피부 홍조 정도의 경미한 부작용만 보고된 경우가 대부분이다.[21~23] 이런 점을 고려하면 암 예방 효과를 기대하고 복용할 경우, 비타민 D가 충분히 포함된(1000IU 등) 멀티비타민이 더 적절하다고 생각한다.

최근 연구에서는 멀티비타민이 고령자에서 치매 예방 효과를 보인다는 결과도 나오고 있다.[24~25] 이는 매우 획기적인 발견으로, 보충제 연구자와 치매 연구자들 사이에서 상당한 주목을 받고 있다. 신뢰도가 다소 낮은 연구까지 포함하면, 멀티비타민의 효과로 스트레스 감소나 집중력 개선 같은 가능성도 시사되었다.[26]

나는 멀티비타민 영양제에 대한 최신 연구를 수행하는 연구실에 몸담고 있으며, 앞으로도 많은 연구가 예정되어 있다. 이런 점을 감안하면, 현재 시중에 나와 있는 여러 영양제 가운데 사람에 따라 멀티비타민은 꽤 괜찮은 선택지가 될 수 있다고 본다.

다만 몇 가지 주의할 점이 있다.

첫째, 암 예방 효과가 분명해지기까지는 시간이 걸린다는 점이다. 여러 연구를 보면 대략 5년 정도는 꾸준히 복용해야 한다.[27~28] 반대로 그 정도로 복용하면 비교적 뚜렷한 암 예방 효과를 기대할 수 있다는 점도 연구로 증명되었다. 치매에 관해서는 2년 정도면 효과가 나타난다는 연구도 있다.

둘째, 이미 건강한 식습관을 잘 유지하고 있는 사람이라면 멀티비타민 영양제로 얻는 이득은 상대적으로 낮을 것이라는 점이다.[8] 이 점이 과학적으로 충분히 검증된 것은 아니지만, 비타민은 원래 음식에서 섭취할 수 있는 영양소이므로 건강한 식사를 하고 있다면 필요한 비타민을 충분히 섭취하고 있을 것이다. 실제 문제는 건강한 식습관을 유지하는 사람이 많지 않다는 점이며, 그 때문에 멀티비타민이 대다수에 적용할 수 있는 건강 관리 방법으로 주목받고 있다.

셋째, 멀티비타민이라고 해서 모두 같은 것은 아니다. 어떤 비타민과 미네랄이 얼마나 들어 있는지가 매우 중요하며, 특히 비타민 D는 충분한 양이 포함되어야 한다. 연구에서 '효과가 있다'라고 평가된 영양제들은 상당히 다양한 비타민, 미네랄, 미량원소를 포함하고 있는데, 이런 수준의 멀티비타민은 일본에서는 흔하지 않을 수도 있다.[9]

넷째, 지금까지 일본인을 대상으로 한 대규모 연구가 없다는 점이다. 앞서 언급한 과학적 근거들은 미국, 캐나다, 유럽, 뉴질랜드, 중국에 기반한 것이다. 이 결과가 일본인에게 얼마나 들어맞을지는 솔직히 알 수 없다. 다만 대규모 무작위 대조 시험으로 멀티비타민의 예방 효과를 검증하는 연구는 막대한 비용이 들기 때문에, 앞으로 국내에서 이런 연구가 진행될지도 불확실하다. 예방 전략은 현재 존재하는 데이터에 근거해 판단할 수밖에 없으며, 그런 점에서 식습관이 그리 좋지 않은 중년 이후의 사람에게는 멀티비타민이 암 예방과 인지 기능 유지 측면에서 어느 정도 의미 있는 선택지라고 생각한다.

영양제 선택 방법

시중에 판매되는 영양제 중에는 효과가 불분명하거나 오히려 건강을 해칠 수 있는 것도 있다. 비타민 A 영양제는 사망률을 높일 가능성이 있고, 비타민 E 영양제는 뇌졸중 위험을 높일 가능성이 있다.[29] 애초에 무작위 대조 시험으로 제대로 검증되지 않은 영양제가 매우 많다는 점이 가장 두려운 부분이다. 앞서 언급했듯이 '작용 메커니즘'이 그럴싸해도 사람에게 유효한지는 알 수 없다. 그렇기에 무작위 대조 시험을 하는 것이다. 작용 메커니즘이나 쥐 실험 결과만 보고 영양제 복용을 결정하는 것은 '도박'에 가깝다(장기적으로 건강에 좋은지 알 수 없고, 해로울 가능성도 배제할 수 없기 때문이다).

어떤 영양제를 복용하면 좋을지 개인 단위로 판단하는 것은 사실 상당히 전문적인 영역이다. 앞에서 말한 피시 오일과 멀티비타민은 사람에 따라 좋은 선택이 될 수 있지만, 정말로 개인 맞춤형 판단을 하려면 그 사람의 생활 습관이나 질병 위험 같은 요소를 함께 고려해야 한다.

장 서두에 썼듯이 영양제와 식사는 별개이며, 식사가 우선이라는 점은 틀림없다. 자신에게 어떤 영양제가 적절하지 알고 싶다면 신뢰할 수 있는 전문가나 의사와 상담해 보는 것이 좋다.

노화 예방법이란 무엇인가

누구나 피하고 싶은 단어, '노화'. 이를 어떻게 늦출 수 있을지는 일반 사회뿐 아니라 과학계에서도 오래된 관심사다. 그런데 노화 예방을 이야기하기 전에, 먼저 짚고 넘어가야 할 질문이 있다. 과연 '노화를 예방한다'라는 말은 무엇을 의미할까.

노화는 매우 직관적으로 떠올릴 수 있는 변화들로 설명된다. 예전만큼 몸을 잘 움직일 수 없고, 기름진 음식을 먹으면 속이 불편해진다. 피부는 건조해지고 잠을 푹 자지 못한다. 무엇보다 '건강하게 지낼 수 있는 시간'이 점점 줄어든다. 이런 변화를 막고 싶어 하는 것은 자연스러운 욕구지만, 이 중 무엇을 예방하는 것이 '노화 예방'인지 명확히 하지 않으면 논의가 진행되지 않는다.

예를 들어 '피부 노화 예방'은 아름다운 피부를 유지하는 방법에 가깝고, '수면의 질 개선'은 수면 관리의 영역에 해당된다. 각각 중요하지만, '노화'라는 큰 틀에서 보면 다소 개별적인 주제로 느껴질 수 있다. 결국 노화 예방은 결국 '수명과 건강 수명을 어떻게 연장할 것인가'라는 질문으로 이어진다.

하지만 개인적으로 '먹는 사람 모두의 수명을 연장하는 약' 같은 것은 적어도 향후 십수 년 안에 개발되지는 않을 것이라고 생각한다. 애초에 그런 접근 방식 자체가 그다지 합리적이지 않다고 보기 때문이다.

정확히 말하면, 이미 특정 집단을 대상으로 '수명을 연장하는 약'은 존재한다. 대표적인 예가 수십 년 전부터 당연한 듯 사용되어 온 약으로 '스타틴'이라는 콜레스테롤 저하제다. 이 약은 한 번 심근경색을 겪은 사람에 대해 사망 위험을 약 15% 줄여 준다.[30] 그런 의미에서 스타틴은 '심혈관질환 위험이 높은 사람에게 수명을 연장해 주는 약'이다.

암 치료에 사용되는 표적 항암제나 감염병 치료에 쓰이는 항생제 역시 특정 질환을 가진 사람들의 생존 기간을 연장해 왔다. 항생제의 등장으로 감염병으로 인한 사망률이 급격히 낮아진 것은 대표적인 예다. 다만 이런 약들은 많은 사람이 떠올리는 '만병통치형 장수약'과는 다소 다른 개념이다.

만약 '누가 먹어도 건강 수명이 1년 늘어나는 약'을 상상하고 있다면, 솔직히 말해 그것은 아직까지는 현실적인 기대라고 보기 어렵다. 인간은 매우 다양한 원인으로 죽는다. 설령 심혈관질환을 완벽하게 예방하더라도, 다른 질환에 걸릴 위험은 오히려 높아진다. 암에 걸릴 위험은 분명히 올라갈 것이고, 우울증이 심각해질 수도 있다. 이런 다양한 요인을 전부 예방하는 것은 당연히 불가능하다. 서양의학이 질환별로 치료와 예방 전략을 발전시켜 온 이유도 여기에 있다. 실제로 스타틴 역시 심혈관질환 위험이 낮은 사람에게서는 뚜렷한 효과를 보이지 않는다.

그렇다면 노화 예방이라는 관점에서 멀티비타민·멀티미네랄 영양제는 어떻게 봐야 할까. 비타민과 미네랄 섭취는 식사의 중요한 목적 중 하나이므로, 이를 종합적으로 보완하는 영양제가 건강에 좋을 것이라고 생각하는 것은 자연스러운 발상이다. 실제로 '암 발병 위험을 조금 낮춘다'라거나 '인지 기능 저하를 예방한다'라는 점이 밝혀져 있다.[31] 또 최근 연구에서 멀티비타민이 생물학적 나이의 증가를 억제한다는 점도 제시되었다.

194

하지만 작용 기전을 생각해 보면 식사를 제대로 건강하게 챙겨 먹는 사람에게는 멀티비타민 영양제의 효과가 없거나 상당히 약할 것이다. 이 역시 '모든 사람에게 동일하게 작용하는 약'이라는 정의에서는 벗어난다. 식사와 영양제는 다르다는 원칙으로 다시 돌아가게 되는데, 그렇기 때문에 '이 한 알만 먹으면 어떤 식사를 하든 수명이 연장된다'라는 약은 나오기 어렵다고 생각한다.

노화 예방을 목표로 한다면 약이나 영양제에 기대해서는 안 된다. 생활 습관병의 발생 위험과 그로 인한 사망 위험을 낮추고 싶다면, 식사, 운동, 수면 같은 건강한 생활 습관을 갖추는 것이 중요하다. 암을 조기에 발견해 사망 위험을 낮추기 위해서는 권장되는 암 검진을 정기적으로 받는 것이 필요하다. 피부를 위해서는 예를 들어 자외선 차단제를 꼼꼼히 써야 한다. 몸을 움직이지 못하는 상태가 되지 않으려면 규칙적으로 운동하고 근력을 키우며 적정 체중을 유지해야 한다. 담배를 끊고 술을 절제해야 한다. 결국 이런 기본적인 것들이 가장 중요하다.

모두가 알고 있는 이야기들이다. 하지만 이런 '당연한 것들'을 꾸준히 실천하는 일이 어렵기 때문에 노화 예방은 영원한 화두가 되는 것이다. 식사에 관해서는 이 책에서 소개한 식습관 개선이 핵심이다. 어떤 식재료는 노화를 늦추는 방향으로 작용하고, 어떤 선택은 반대로 노화를 앞당길 수 있다. 앞으로 어떤 혁신적인 예방약이 개발된다 해도, 식사를 소홀히 한 채 노화를 예방하는 것은 쉽지 않을 것이다.

식사를 통한 노화 예방에 대해 분명히 말할 수 있는 점이 있다면, 지금부터라도 식습관 개선에 나서야 한다는 것이다. 이상적인 식습관을 형성하는 시점이 빠를수록 그만큼 더 큰 혜택을 누릴 수 있다. 새로운 노화 예방약을 기다리기보다 지금의 식습관을 바꾸는 것에 시선을 돌린다면 예방의학 연구자로서 그보다 반가운 일은 없을 것이다.

식사 문제는 연구를 기다려도 해결되지 않는다

다음으로 노화 예방법과 관련하여 식사에 관한 최신 연구도 소개하면서, 그 연구 결과를 기다리는 것만으로는 큰 의미가 없다는 점을 설명하고자 한다. 분명한 사실은 식습관 개선을 하지 않아도 되는 미래는 분명 오지 않을 것이라는 점이다.

최근 식사 분야에서 주목받는 연구는 '새로운 바이오마커 Biomarker'와 '영양의 개별화'다. 새로운 바이오마커에 대해서는, 예를 들어 장내 미생물총 분석 연구가 진행되고 있다. 장내 미생물이 여러 질환의 발병에 관여한다는 사실은 전부터 알려져 있었지만, 수천 가지의 서로 다른 세균이 100조 개나 있는 장내 미생물총을 어떻게 분석하고 해석할지가 과제였다. 최근 들어 그 방법이 어느 정도 확립되면서 연구자들이 앞다투어 분석을 시작했고, 여러 가지 새로운 결과들이 쌓이고 있다.[32~33]

장내 미생물총 외에도 혈액이나 소변 속의 다양한 대사산물을 측정하는 방법이 등장했고, 이를 이용한 응용 연구도 많이 이루어지고 있다.[34] 이런 연구들은 지금까지 보이지 않았던 메커니즘을 파악하거나, 임상 현장에서 쓸 수 있는 새로운 바이오마커(콜레스테롤 수치처럼 수치로 인체의 정보를 해석할 수 있는 것)를 확립하는 것을 목표로 한다.

영양의 개별화 연구란 지금까지의 '평균적인 효과'라는 과학적 근거의 세계에서 벗어나, 더욱 개별화된 효과를 추정해 보려는 것이다.[35] 고기가 평균적으로 건강에 나쁘고 채소가 평균적으로 건강에 좋다고 해도, 이는 어디까지나 '평균'일 뿐이다. 거기서 한 걸음 더 나아가 어떤 사람이 특히 채소를 먹을 때 혜택을 보는지, 어떤 사람이 염분에 민감한지(염분을 섭취했을 때 혈압이 잘 오르는지 등)를 추정해 보려는 시도다.

이는 생활 습관 정보를 고려할 뿐만 아니라 유전자 정보나 앞서 언급한 장내 미생물총, 대사산물 정보까지 통계적으로 분석하는 접근법도 사용된다. 정보가 많을수록 알 수 있는 것도 늘어나며, 목표는 다양한 정보를 종합해 '어떤 사람이 어떤 식사의 영향을 더 받는지'를 밝혀내는 데 있다.

이 분야는 전 세계 연구자들이 경쟁적으로 뛰어드는 영역이고, 실제로 새로운 결과들도 계속 발표되고 있다. 그러나 이런 연구가 우리의 식사 방식을 크게 바꿀 것이라고는 생각하지 않는다. 예를 들어 '특정 유전자 변이가 있는 사람은 소고기를 먹어도 심혈관질환에 잘 걸리지 않는다'라는 사실이 밝혀졌다고 가정해 보자(이런 가설이 바로 영양 개인화 연구의 목표 중 하나다).

하지만 그 유전자 변이가 있는 사람이 '남들보다 소고기를 더 먹어야 하는지'까지는 알 수 없다. 평균적으로 소고기가 건강에 좋지 않다는 근거가 있는 이상, '이런 사람은 소고기를 먹는 편이 낫다'라는 정반대의 근거를 제시하는 데에는 극도의 신중함이 필요하다.

또 연구 방법상의 한계도 있다. 어떤 유전자 변이를 가진 사람이 쇠고기를 먹어도 심혈관 질환에 덜 걸린다는 결과가 나왔다고 해도, 그 이유가 정말 유전자 때문인지 확신하기는 어렵다. 그 유전자 변이를 가진 사람이 채소를 좋아해 많이 먹는 경향이 있고, 실제로는 채소 섭취가 많기 때문에 소고기 섭취로 인한 위험이 낮아 보이는 것일 수도 있다.

식사의 문제는 연구를 기다려도 해결되지 않는다. 이 밖에도 여러 쟁점이 있어 '당신은 특별히 이렇다'라고 말할 수 있을 정도의 개인 맞춤형 과학적 근거를 얻는 일은 그렇게 쉽지 않다.[10]

현재 신뢰성 높게 얻어진 '평균적인 효과'에 대한 지식은 그 자체로 매우 실천적이라고 하기는 어렵지만, 이를 뒤집을 수준의 근거가 나올 가능성도 크지 않다. 설령 특정 식재료 하나에 대해 그런 근거가 마련된다 해도, 결국 중요한 것은 식습관이다. 영양제 연구와 개발은 앞으로도 크게 발전하겠지만, 그것과 식사는 별개의 문제다. 연구가 아무리 발전해도 개인이 할 수 있고, 또 해야 할 일은 지금 우리가 알고 있는 사실에서 크게 달라지지 않을 것이다. 그래서 나는 이렇게 말하고 싶다. 아무리 과학이 발전해도 식습관 개선을 하지 않아도 되는 미래는 결국 오지 않을 것이다.

평생을 함께하는 식습관

이 책에서는 식사에 관한 과학이 어떤 것인지 살펴보고, 식습관 개선이야말로 식사의 질을 근본적으로 끌어올려 건강을 얻는 수단임을 설명해 왔다.

- 과학적 근거란 '평균의 효과'일 뿐이며, 개인의 식사를 생각할 때 '개별 식재료의 평균 효과'만으로는 정보가 충분하지 않다.
- 무언가를 많이 먹으면 다른 무언가를 덜 먹게 된다. 결국 식재료가 아니라 식습관 전체로 생각해야 한다.
- 식습관은 개인의 인식이나 특징뿐 아니라 다양한 환경이 원인이 된다. 이를 바꾸려면 '지금 이런 식습관을 갖게 된' 환경과 시스템을 바꾸는 것이 필요하다.
- 식사 질문표를 이용해 자신이 지향하는 식습관을 점수화하고, 이를 장기적으로 추적하는 것이 가이드가 된다.
- 의지력은 필요 없다.
- 영양제와 식사는 별개의 문제다.

대략 이렇게 정리할 수 있겠다. 이런 식습관 개선은 매우 큰 효과를 기대할 수 있다. 지중해식 식단의 엄청난 건강 효과(심혈관 질환 30%, 당뇨병 50% 리스크 감소 등)는 실질적으로 견과류와 올리브오일 정도의 차이였을 뿐이다(3장 참조). 정말로 지중해식(혹은 일본식)과 불건강한 식단을 비교한다면 그 효과는 훨씬 더 클 것이다. 또한 식사는 살아 있는 동안 평생 이어지는 행위다. 식습관 개선을 시작하는 시기가 빠를수록 효과는 더 커진다.

물론 나이가 들었다고 해서 늦은 것은 아니다. 고령자도 식습관을 개선하면 의미 있는 건강 효과를 얻을 수 있다는 사실은 여러 연구를 통해 입증된 바 있다. 이 책을 통해 식사의 중요성이 조금이라도 전달되어, 누군가가 식습관 개선을 시작하는 계기가 되길 바란다. '나도 한번 해볼까'라는 생각이 들었다면, 우선 자신의 식습관 점수를 매겨 보고 작은 변화부터 바로 시작해 보기를 권한다.

어떤 이들은 "언제 죽어도 상관없다"라고 말한다. 하지만 병에 걸렸을 때 어떤 삶이 기다리고 있는지를 안다면 과연 그렇게 말할 수 있을까? 통원 치료가 얼마나 힘든지, 매번 검사 결과에 마음을 졸이는 일이 얼마나 큰 정신적 부담인지, 질환의 증상뿐 아니라 약물이나 수술의 부작용으로 생산성과 삶의 질[QOL]이 얼마나 떨어지는지, 또 하고 싶은 일과 할 수 있는 일이 얼마나 제한되는지 말이다.

의료 현장을 가까이에서 접하지 않았다면 상상하기 힘든 일이다. 그래서 나에게는 "언제 죽어도 상관없다"라는 말이 유난히 공허하게 들린다.

또한 지금은 전 국민을 대상으로 한 국민건강보험 제도가 있어 병에 걸려도 금전적인 부담을 크게 덜 수 있다. 그러나 이런 탄탄한 의료 제도가 앞으로도 그대로 유지될 것이라고 기대하기는, 안타깝지만 쉽지 않다.

구체적으로 어떤 변화가 있을지는 알 수 없지만, 새로운 치료보다 효과적인 예방에 집중하는 방향으로 바뀔 가능성은 충분히 있다(그리고 그렇게 되어야 한다고 생각한다). 지금 할 수 있는 식습관 개선을 미루다 보면, 머지않은 미래에 병에 걸린 뒤 후회하게 될지도 모른다.

예방을 이야기하면 반드시 '선택의 자유'라는 관점에서 비판을 받는다. "무엇을 먹든 내 마음 아니냐"라고 말이다. 정말 맞는 말이다. 다만 그 전에, 우리가 평소 먹는 대부분의 음식이 과연 얼마나 '자신의 의식'으로 선택된 것인지 묻고 싶다.

극단적으로 말하면, 우리는 건강하지 못한 식습관을 '강요받고', 병에 걸려 '부자유스럽게' 살게 되며, 그것이 '자기 책임이라고 생각하게 만드는' 세상에 살고 있다. 즉 무의식적으로 '선택의 자유'가 좁아지고 있으며, 그 좁은 자유 안에서만 생각할 수 있도록 세상이 설계되어 있다고도 볼 수 있다.

대부분의 사람에게 대부분의 식사는 '반드시 이것을 먹어야 할 이유'가 있어서 선택된 것이 아니다. 그저 구하기 쉽고, 싸고, 맛있어서 먹는 것이다. 이것이야말로 식습관 개선에서 공략해야 할 부분이다.

이 책에서 소개한 식습관 개선법이란 '평소 먹는 것'을 알고, '왜 그것을 선택해서 먹는지'를 이해하며 식습관을 서서히 바꿔가는 과정이다. 건강에 좋은 것을 구하기 쉽게 만들기 위해 과일 배달 서비스를 정기 구독하거나 저렴하고 맛있는 것을 먹기 위해 간단한 요리로 많이 만들어 두는 식이다.

처음부터 매일 실천할 필요는 없다. 주 1회, 혹은 그보다 적은 횟수부터 시작해도 충분하다. 이렇게 하면 만들어진 환경에 지나치게 의존하지 않으면서도, 자신이 원하는 식습관을 자연스럽게 갖게 된다. 이는 말하자면 진정한 선택의 자유를 얻는 과정이라고도 할 수 있다.

이런 사고방식은 운동이나 수면 같은 다른 생활 습관에도 적용할
수 있다. SNS 이용으로 수면 부족이 되는 것이 전형적인 사례로, 우리
의 생활 습관 대부분은 스스로의 의지로 결정되는 것이 아니다. 그 배
경에는 사회적·문화적·물리적 '환경'이라는 결정 요인이 있으며, 이
를 인식하는 것에서부터 생활 습관 개선은 시작된다. 그리고 최대한
'노력하지' 않고, 조금씩 바꿀 수 있는 환경부터 바꿔 나가는 것이다.

인생은 길다. 너무 서두를 필요도, 극단적으로 자신을 몰아붙일 필
요도 없다. 오히려 급격한 변화는 오래 지속되기 어렵다. 이 책을 계
기로 자신의 식습관과 생활 습관이 어떻게 형성되어 왔는지를 차분
히 돌아보고, 무리하지 않으면서도 본질적인 습관 개선을 시작해 보
기를 바란다.

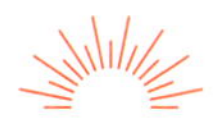

1. 이상적인 다이어트는 체중이라는 숫자에 매몰되기보다 식사, 운동, 수면, 절주를 비롯한 생활 습관을 교정하는 데서 비롯된다. 비만 치료제를 사용하더라도 장기적인 건강을 위해서는 결국 생활 습관 개선이 병행되어야 한다.

2. 영양제는 반드시 인간 대상의 무작위 대조 시험을 통해 효과를 입증받은 것으로 골라야 한다. 특정 성분의 작용 메커니즘이 그럴듯하거나 동물 실험 결과가 좋더라도 실제 사람에게 유효한지는 알 수 없다. 의약품 수준의 임상 시험을 거친 영양제만이 과학적으로 믿을 수 있다.

3. 특정 질환이 높은 사람에게 영양제는 합리적인 보조 수단이다. 심근경색 위험이 높고 생선을 적게 먹는다면 '피시 오일(오메가-3)'을, 암이나 치매 예방 및 인지 기능 유지가 목적이라면 비타민 D가 포함된 '멀티비타민'을 선택하는 것이 좋다.

4. 만병통치형 장수약은 존재하기 어려우며, 생활 습관병과 사망 위험을 낮추는 식사, 운동, 자외선 차단, 정기 검진 같은 기본 요소를 관리하는 것이 가장 확실한 노화 방지책이다.

5. 영양 개인화나 바이오마커 연구가 아무리 발전해도 식습관 개선이 필요하지 않은 미래는 오지 않는다. 주어진 환경과 시스템에 무의식적으로 끌려다니는 대신, 스스로의 식사 시스템을 설계해 식사의 주도권을 되찾는 것이 핵심이다.

1장
왜 식사를 내 편으로 만들지 못하는가

1 과학적 근거가 보여 주는 것이 옳은가(즉 보편적인 사실인가) 하는 것은 어려운 문제다. 인간을 대상으로 하는 연구에서 아마도 '보편적인 사실'이란 존재하지 않을 것이다. 다만 이 책에서는 이해를 돕기 위해 '옳은 것'을 '과학적 근거가 보여 주는 것'과 거의 같은 의미로 사용한다.

2 '무엇의 평균인가'라는 점 역시 또 하나의 중요한 쟁점이다. 이 부분도 이 책에서 더 깊이 다룬다.

3 이것 역시 그 사람이 '만약 ○○였다면'이라는 가정의 이야기로, 증명할 수는 없다.

4 이는 식사에만 국한된 이야기가 아니다.

5 그렇다고 영양소의 영향을 완전히 무시해도 된다는 뜻은 아니다. 이 점은 책을 읽다 보면 이해가 깊어질 것이다.

6 대부분은 수개월 단위에 그치는 단기적 영향이다. 하지만 식습관 개선은 수십 년 단위로 바라봐야 한다.

7 그래도 '정말 효과가 있었는지'는 알 수 없다. 엄밀히 말하면 '효과가 있었다고 믿고 있다'라는 수준이다.

8 과학적 근거의 내용을 들여다보면, 과거의 나에게 적용될 만큼의 장시간 사용을 검토한 연구는 없고, 실제로는 '검토하지 않았기 때문에 근거가 없다'고 말할 수 있는 상황이다. 검토했다면 분명한 효과가 있었을지도 모른다. 다만 논점을 단순하게 하기 위해 본문에서는 언급하지 않았다.

9 공공기관의 정보는 이런 편향에서 비교적 자유로워 기본적으로 신뢰할 수 있다. 다만 식사나 영양제에 관한 과학적 정보는 빠른 속도로 갱신되고 있어, 공공기관이 이

를 즉각적으로 모두 업데이트하기는 어렵다. 정보가 최신인지 주의할 필요가 있다.

10 물론 충분한 전문성을 가진 사람도 많다. 여기서는 전체적인 경향을 말하는 것뿐이다. 이런 이유로 의학박사는 의사들 사이에서 '발바닥에 붙은 밥풀'이라고 야유받기도 한다. 떼어내지 않으면 기분 나쁘지만, 떼도 먹을 수는 없다는 뜻이다.

11 역학이라고 하면 감염병을 떠올리는 사람도 있을 것이다. 코로나나 독감을 다루는 분야는 감염병 역학이다. 역학에도 여러 분야가 있다.

12 나 역시 예전에 공부가 부족했을 때 그런 트윗을 한 적이 있어 반성하고 있다.

13 그런 글을 올린 사람에게 직접 물어본 적이 있는데, '챗GPT가 그렇게 알려줬다'고 말했다. 이른바 '환각(할루시네이션)' 현상이다.

14 과학적으로 완전히 정확하지 않아도, 큰 틀에서 벗어나지 않으면 괜찮다고 보는 관점도 있다. 어떤 계기이든 자신의 식사를 돌아보게 되는 것이 첫 단계일 수 있기 때문이다.

15 즉 체중을 꾸준히 확인하고 있다면, 섭취 칼로리를 애써 측정할 필요성은 그리 크지 않다.

16 지역 차이는 있다.

17 물을 페트병에 담기만 해도 팔린다는 사실 때문에, 수도국이 수돗물을 페트병에 담아 판매하기도 한다.

18 이런 수요도 점점 늘고 있다고 느끼지만, 여기서 말하고 싶은 핵심은 '자신의 행동이 결정되는 구조를 파악하는 중요성'이다.

19 유전적으로 살이 잘 찌는 사람이나 당뇨병에 걸리기 쉬운 사람도 있지만, 그런 사람을 염두에 두고 하는 말은 아니다. 유전적 요인을 제외하고 '생활 습관으로 살이 찌느냐'에는 정신력이 크게 관여하지 않는다는 주장이다.

20 가격이 싸다는 점 역시 구매를 촉진하는 매우 강력한 요인이다.

21 실제로는 제비뽑기를 쓰지 않고, 다양한 컴퓨터 알고리즘으로 결정한다.

22 신약 승인에 필요한 임상시험과 같지만, 예방 영역은 건강한 사람이 대상이기 때문에 더 많은 인원이 필요하고 비용도 막대하게 불어난다.

23 과일 5회분이란 과일만으로 한 끼를 5번 먹는다는 뜻이 아니다. 과일마다 1회분의 기준이 정해져 있으며(귤 1개, 사과 반 개 등), 그것을 하루에 5회 섭취한다는 의미다.

24 13%라는 수치 역시 그대로 믿을 만한 숫자는 아니다. 과학 논문에서는 보통 '얼마나 불확실한지'도 함께 제시한다.

25 인간은 언젠가 죽기 때문에, 사망률이 13% 감소하는 '기간이 있다'는 뜻이다. 시간

요소까지 고려하면 이야기가 복잡해져 여기서는 생략한다.

26 실제로는 고기 같은 '식재료'보다 '식습관'을 기준으로 생각하지만, 이는 뒤에서 설명한다.

27 나는 이런 효과의 개인차를 어떻게 해석하고 예방 방법을 어떻게 개인별로 최적화할지에 관한 연구를 하고 있다.

2장

식재료나 영양소의 선악을 따지지 않는다

1 세부적인 이야기이지만, 본문에 나온 '적색육(소고기·돼지고기)'은 '살코기(지방이 적고 붉은 살이 많은 부위)'를 가리키는 것으로, 일반적인 '적색육'의 정의에서 벗어나 있다.

2 인 섭취가 신장에 해로운지는 아직 명확히 밝혀지지 않았다.

3 단일 영양소의 효과가 기대되는 경우는, 식사가 아니라 영양제로 섭취했을 때의 건강 효과를 검증한 연구들이다. 영양제는 특정 영양소의 효과를 검증하는 데 유용하다.

4 20년 전과 비교하면 10분의 1 이하로 줄어든 것으로 보인다.

5 '음식으로 암을 치료한다'라는 주장에도 일부 사실이 섞여 있기 때문에 속는 사람이 나온다. 암 진단을 받은 사람에게 건강한 식사를 하는 것은 사망률을 낮추거나 재발을 줄이는 데 도움이 된다는 점이 시사돼 왔다.[68] 그래서 식사가 중요한 요소인 것은 맞다. 다만 이는 표준적인 암 치료를 받은 것을 전제로 한 이야기다. 음식만으로 암을 치료할 수 있다는 주장은 사기에 가까운 거짓말이다.

6 '달걀이 위험하다는 설'은 2019년에 처음 나온 것이 아니라 그 이전에도 여러 차례 퍼진 적이 있다.

7 논문에서는 이런 현상을 통계 모델로 '보정'하지만, 완전히 보정하기는 어렵다. 식재료의 경우에는 거의 불가능하다.

8 채소만으로는 부족해지는 영양소도 있지만, 여기서 다룰 주제가 아니므로 생략한다.

9 당연히 식사 지도 내용에는 '채소 섭취량을 늘린다'라는 항목도 있었을 것이다.

10 이와 정반대의 주장을 하는 과학자도 많다.[69]

11 다만 극단적인 개별 사례는 제외한다. 홋카이도에서 진료하다 보면 '멜론을 너무 많

이 먹어 당뇨가 악화된' 사람을 종종 본다. 아마 과일의 종류나 절대적인 섭취량에
도 좌우되겠지만(이 부분은 아직 연구가 부족하다), '평균적으로 보면' 과일 섭취는 당
뇨를 예방하는 방향으로 작용한다고 나타나 있다. 여기서도 적색육과 마찬가지로
'개별 식재료만 생각하는 것의 한계'가 보인다.

12 '소금 6g' 기준도 마찬가지다.

13 이 영양제 연구에서는 평소 식사로는 도저히 섭취할 수 없는 양의 비타민 A를 영양
제로 투여했다.

14 반대로 오히려 혈중 비타민 A 농도가 높을수록 사망률이 낮다는 보고는 다수 존재
한다.**70~71**

15 인공감미료라고 뭉뚱그려 말해도 종류가 매우 다양하다. 대표적으로 아스파탐**As-
partame**, 사카린 같은 합성감미료와 자일리톨**Xylitol**, 에리스리톨**Erythritol** 같은 당
알코올이 있다. 여기서는 주로 합성감미료를 통칭하여 인공감미료라 부르며, 종류
별 차이는 다루지 않는다.

16 이 부분뿐만 아니라 이 책 전반에서 저자의 생각에는 하버드에서 받은 교육이 크게
영향을 미쳤다.

17 결핵으로 인한 사망자 수를 말하는 것이며, 결핵 환자 전체를 의미하는 것은 아니다.

18 다소 복잡하지만, 식습관 개선을 실천할 때는 단일 식재료에 대해 목표를 설정하기
도 한다. 여기서는 큰 목표로서 '식습관 개선'을 지향하는 것이 바람직하다는 뜻
이다.

3장
매일 반복해도 지속 가능한 식습관을 만든다

1 먹어서 얻는 이점도 있으므로, 먹지 않는 편이 낫다는 뜻은 아니다.

2 아주 명확한 과학적 근거가 있는 것은 아니지만, 많은 연구에서 '섭취량이 적은 집
단/많은 집단'이 대략 이 정도 빈도로 설정되어 있다.

3 실제로는 영양소를 '건강에 좋다/나쁘다'로 이분하는 것 자체가 어렵지만, 여기서
는 일단 그 점을 감안하지 않기로 한다.

4 참치류는 특히 수은 농도가 높다고 알려져 있다. 일본에서는 임산부의 섭취량을 주
당 약 80g 정도까지로 권고하고 있다. 일반 성인에게는 특별한 제한이 없다. 한편

수은의 위험성을 과도하게 강조하면 생선 섭취량 자체가 줄어들어 공중보건상 불이익이 크다는 논의도 있다.

5 일반적인 식생활을 통해 비소가 체내로 들어와 건강에 악영향을 미쳤다는 점을 명확히 보여주는 국내 데이터는 현재까지 없다.

6 영양소를 건강에 좋다/나쁘다로 나누는 것은 사실 무리가 있지만, 설명을 위해 이런 표현을 사용했다.

7 사실 후생노동성의 이런 권고 역시 '왜 200g인가'가 명확히 밝혀진 것은 아니다. 다만 20세 이상 성인의 38%가 하루 과일 섭취량이 0g이고, 해마다 섭취량이 줄고 있는 현실을 고려해 "일단 좀 더 많이 먹어 달라"라는 메시지로 보인다.

8 또는 빵으로 인해 총 섭취 열량이 평형 상태보다 많아 체중이 늘어나는 경향이 있는 사람의 경우, 이 방법으로 총 섭취 열량이 줄어들 가능성도 있다.

9 유기농 식품에 대해서도 서구권에서는 연구가 진행되고 있지만, 일본에서는 그다지 대중적인 이슈가 아니므로 자세한 내용은 다루지 않는다. 대략적으로 말하면, 대부분의 식재료에 대해서는 유기농에 크게 집착할 필요는 없다는 점이 시사되고 있다.

10 연구에서도 소득이 낮은 사람일수록 건강한 식습관을 유지하지 못하고 있다는 점이 나타나지만, 이는 '소득이 낮다'라는 사실이 여러 맥락(교육 수준이 낮다, 어린 시절의 생활 환경이 좋지 않다 등)을 반영하는 것이지, 돈 그 자체가 큰 원인이라는 주장은 아니다.[42]

11 예를 들어 제비뽑기로 식사법 A를 할지 B를 할지 정한 뒤 1년 후 결과를 비교한다. 어떤 식사법이 될지가 무작위로 정해지므로, 만약 1년 뒤 사망률 등에 차이가 있다면 그것은 그 식사법의 효과일 가능성이 높다고 해석할 수 있다. 이게 인과관계라는 의미다.

12 원래부터 이런 식품들의 섭취량이 높았다고 해석할 여지도 있다.

13 반대로 말하면, 올리브오일과 견과류의 차이 '만으로' 이렇게 큰 효과가 나타났다는 점이 대단하다고도 할 수 있다. 그만큼 식사가 가진 잠재력이 크다는 뜻이다.

14 '화식(일본의 전통 방식으로 만든 음식이나 식사)이 무엇인가'에 대해서는 사실 과학적으로도 그다지 명확하게 정의되어 있지 않은 듯하다.

15 이 인식은 매우 중요하다. 단순히 말의 뉘앙스상 '근거가 없다'가 '효과가 없다'로 받아들여지기 쉬운데, 이는 잘못된 이해다.

16 여기서는 '지중해식'에 대해 이야기하고 있으며, 뒤에서 설명하는 '지중해식 점수'

와는 의미가 다르다는 점에 주의해야 한다.

17 많은 사람들은 '오늘은 화식, 내일은 파스타'처럼 하나의 식습관에 고정되지 않고 먹고 있을 것이다. 그것으로 충분하다. 4장에서 소개하는 식습관 개선 방법을 참고하길 바란다.

18 지중해식 점수에서는 알코올을 소량 섭취할 때 점수가 높아지는데, 이 점이 정말로 건강에 좋은지에 대해서는 논란의 여지가 있다(2장 참조).

19 지중해식 점수가 '지중해식을 얼마나 먹고 있는가'를 나타내는 지표가 아니라는 점은 강조해 두고 싶다. 주된 식사가 지중해식이 아니더라도 이 점수를 사용하는 데에는 문제가 없다.

20 메타분석이라고 한다. 지금까지 발표된 연구들을 모두 종합해 분석·보고하는 방법이다.

21 Walter C. Willett, Eric B. Rimm 등이다.

22 https://nutritionsource.hsph.harvard.edu/healthy-eating-plate/translations/japa-nese/

하버드 공중보건대학 '건강한 식사 접시' 일본어 페이지다.

23 각 영양소가 총 섭취 열량에서 차지하는 비율을 반영한 것이, DASH 식단의 달성 정도를 나타내는 'DASH 점수'다.

24 초가공식품이란 여러 식재료를 공업적으로 배합해 제조한, 가공 정도가 매우 높은 식품을 말한다. 당분, 염분, 지방을 많이 함유하고 있으며, 경화유나 첨가당 같은 첨가물이 많이 들어 있는 것이 특징이다.

25 암 환자가 질이 좋은 식사를 하면 암의 재발이나 암으로 인한 사망을 억제한다는 근거가 있다. 그러나 이는 수술 등 암 치료를 시행한 뒤의 이야기이며, 식사만으로 치료할 수 있다는 뜻은 아니라는 점에 주의할 필요가 있다.

26 GI란 탄수화물을 포함한 식품을 먹었을 때, 탄수화물에 들어 있는 당질이 얼마나 쉽게 흡수되는지를 나타내는 지표다. 흔히 당질 제한 다이어트에서 저GI 식품을 선택하라고 권장된다.

27 종합 스코어, 건강 스코어, 비건강 스코어라는 표현은 필자의 의역이며, 원래의 영어 표기는 PDI, healthy PDI, unhealthy PDI다.

28 특정 질병에 대한 예방 효과는 다를 가능성이 있지만, 전체적으로 보면 특별히 '이걸 선택하면 된다'라고 할 만한 것은 없다는 뜻이다.

1   참고로 '인류는 과거에 식물을 중심으로 먹었다'라는 점을 보여주는 최근 연구도 있어, 이 내용의 진위는 아직 명확하지 않다.

2   이론적으로는 훨씬 더 복잡한 이야기이지만, 여기서는 자세한 설명을 생략한다. **40~41**

3   이는 '식사 기록법'이라 불리는 방법을 바탕으로 한다. 식사 기록법이란 먹거나 마실 때마다 무엇을 섭취했는지를 종이에 자세히 적어 기록하는 매우 번거로운 방법이다.

4   구체적인 개발 방식으로는, 현재 전 세계적으로 연구가 많이 이뤄지고 있으며 비감염성 만성질환Non-Communicable Chronic Diseases이나 사망률 위험이 낮은 것과 관련된 앞서 언급한 네 가지 점수에서 공통 요소를 추출한 뒤, 두 개 이상의 점수에 포함되고 일본에서도 섭취량이 중요하다고 여겨지는 것들(Global Burden of Disease 및 일본의 섭취량 데이터 기준)을 골라 10개를 선정하는 방식이 사용된다.

5   질문 항목이 상당 부분 겹치기 때문에 어느 정도의 상관관계는 예상할 수 있다.

6   이 질문지 예시는 일본판으로 조정된 점수를 참고해, 식염을 제외한 항목을 저자가 일반적인 식사 질문지의 형식에 맞춰 이 책을 위해 작성한 것이다. 원래 연구에서 개발된 점수는 2024년 현재 일본인에서의 유용성을 조사 중이다. **42**

7   절대 섭취량은 비교적 쉽게 예측할 수 있다. 체격이 큰 사람일수록 염분 섭취량이 많기 때문이다. 하지만 알고 싶은 것은 '식사 중 염분의 비율'이며, 이 점은 질문지만으로는 예측하기 어렵다. 정확히 알고 싶다면 24시간 소변을 모아 요중 식염량을 측정해야 한다.

8   http://www.nutrepi.m.u-tokyo.ac.jp/dhq/manual/manual.html

9   https://epi.ncc.go.jp/jphcnext/documents/individual.html?entry_id=52

10   이를 이해하려면 거꾸로 '설문으로 어떤 음식의 절대 섭취량을 추정할 수 있는가'를 생각해 보면 좋다. 예를 들어 하루 평균 과일 섭취량을 그램 단위로 추정하고 싶다고 하자. 단순히 '과일을 얼마나 먹는가'라고 물어서는 너무 막연하다. 과일 섭취량을 빠짐없이 조사하려면 사과, 바나나, 귤, 오렌지, 복숭아, 포도, 블루베리, 딸기 등 각각의 섭취량을 조사해 합산해야 한다. 여기에 드래곤프루트나 석류 같은 비교적 마이너한 과일도 포함해야 한다. 질문 항목에 없으면 그만큼 보고할 수 없으므로 절

대 섭취량을 추정할 수 없다. 하지만 이런 질문에 답하는 것은 사실상 불가능하다. 질문 수가 너무 많기 때문이다. 게다가 먹은 '양'을 정확히 파악하는 것 자체도 매우 어렵다. 그래서 결국 '대략적인 섭취량'만 알 수 있고, 상대적인 값으로만 신뢰성 있게 활용할 수 있다.

11 대상 집단의 규모가 클수록 그 상대값의 신뢰성은 높아진다.

12 체중이나 혈당 수치를 계기로 생활 습관을 돌아보는 것은 전혀 문제없다. 여기서 말하는 것은 '해보자!'라고 결심한 뒤의 '목표 설정'에 관한 이야기다.

13 카페인을 자기 전에 섭취하는 것은 기본적으로 피해야 한다. 여기서는 어디까지나 극단적인 예를 든 것이다.

14 인지는 사람마다 다르기 때문에 그 영향의 정도 역시 크게 달라진다. 이런 이유로 명확한 과학적 근거를 제시하기가 쉽지 않은 영역이며, 개인의 특성이나 인지 방식을 깊이 들여다볼 필요가 있다는 점이 어렵다. 예를 들어 과일 섭취량의 경우, 평소 과일을 거의 먹지 않는 사람에게는 '과일을 먹고 싶다는 마음'이 큰 결정 요인이 된다는 보고가 있다.

15 물론 개인차는 있으며, 스트레스로 인해 식습관이 무너지는 사람도 있다. 여기서는 평균적인 영향에 대해 이야기하고 있다.

16 사실 원시 시대의 식습관은 식물 중심이었다는 최근 보고도 있다.[43]

17 '탄수화물만 피하면 OK'라는 생각은 명백한 '오류'지만, 안타깝게도 이런 인식이 널리 퍼져 있는 것처럼 보인다.

18 일반적으로 회식 메뉴는 고칼로리지만, 채소와 과일의 섭취량은 상대적으로 적다.

19 당분도 많은 편이지만, 이는 칼로리와 직결된 문제이므로 여기서는 염분에 초점을 맞춘다.

20 아예 사러 가지 않는다는 말은 아니지만, 그런 기회는 줄어들 것이다. 여기서는 '평균적인 이야기'를 하고 있다.

21 이런 '은근하게 행동을 지원하는' 방법을 '넛지Nudge'라고 하며, 식습관 개선 분야에서 중요한 연구 대상이 되고 있다.[44]

5장
만병통치약을 기다리지 말자

1 에너지 섭취 과다가 되기 쉬운 환경이 (인위적으로) 만들어지고, 그 결과인 비만을 (사람이 만든) 약으로 치료한다는 것은 나에게 '비즈니스가 만들어낸 디스토피아'처럼 보이지만, 효과적인 치료법이 존재하는 이상 어쩔 수 없는 측면도 있다.

2 다만 이 연구는 '오픈 라벨Open Label'이라고 해서 연구자와 연구 대상자 모두 어떤 약을 사용했는지 알고 진행하는 방식이다. 이는 최근 당연하게 여겨지는 위약을 사용하는 연구와는 달라 여러 가지 편향이 개입될 여지가 있다. 실제로 'VITAL 시험'이라는 최대 규모의 무작위 대조 시험과 일부 일치하지 않는 결론이 나오고 있어 해석에 주의가 필요하다.

3 무작위 대조 시험에서는 보통 영양제와 위약을 비교하는데, 이때 위약으로 사용한 미네랄 오일 영양제가 콜레스테롤 수치 등에 나쁜 영향을 미쳤다. 그 결과 피시 오일 영양제가 위약에 비해 좋은 효과가 있다고 인정받았지만, 이것이 단순히 위약의 부정적인 영향 때문이 아니냐는 논란이 제기되고 있다.

4 이는 국제적으로 합의된 근거가 아니라 (과학적 지견을 바탕으로 한) 내 개인적인 생각이므로 참고만 해주길 바란다.

5 이 결론이 타당한지를 두고 전문가들 사이에서 매우 활발한 논쟁이 있다. 다음 업데이트는 2025년에 예정되어 있다.

6 정확히 말하면 비타민 D3이다.

7 비타민 D는 1마이크로그램이 40IU이다.

8 이런 경우에는 영양제에 따라 허용 상한 섭취량을 초과할 수 있으므로 주의가 필요하다.

9 글로벌 제약사 헤일리온Haleon의 센트룸 실버Centrum Silver라는 멀티비타민제가 가장 많이 연구에 사용되고 있다.

10 예를 들어 그런 '새로운 결과'를 얻었다 해도, 다양한 집단에서 동일한 결과가 나오는지 확인하는 과정이 필수다. 앞서 언급한 내용과 마찬가지로, 그 유전자 변이는 인종과 연관돼 있으며, 실제로는 인종 차이와 연결된 다른 요인이 소고기 섭취로 인한 위험을 규정하고 있을 가능성도 있다. 또한 일본인과 미국인은 식습관 자체가 너무 달라, 한마디로 '고기 섭취'라고 해도 전혀 다른 내용을 보고 있는 것일 수 있다.